ヘルスコミュニケーション

健康行動を習慣化させるための支援

島崎崇史
Takashi Shimazaki

早稲田大学エウプラクシス叢書──001

早稲田大学出版部

Health Communication:
Support for an Habital Practice in Healthy Behavior

SHIMAZAKI Takashi, PhD, is a research associate at the Faculty of Human Sciences, Waseda University.

First published in 2016 by
Waseda University Press Co., Ltd.
1-9-12 Nishiwaseda
Shinjuku-ku, Tokyo 169-0051
www.waseda-up.co.jp

© 2016 by Takashi Shimazaki

All rights reserved. Except for short extracts used for academic purposes or book reviews, no part of this publication may be reproduced, stored in a retrieval system or transmitted in any form whatsoever—electronic, mechanical, photocopying or otherwise—without the prior and written permission of the publisher.

ISBN978-4-657-16801-6

Printed in Japan

はじめに

　21世紀は,「健康の世紀」であると言っても過言ではないであろう。生活習慣病の患者数の増加,および平均寿命の延伸と高齢化に伴い,個人の健康行動の獲得は,生活習慣病の予防・改善,生きがいの獲得,および健康寿命の延伸などの側面から高い関心が寄せられている。加えて,多くの人々が対人関係,過重な仕事や不安定な雇用,ひいては人生に不安や悩みを抱え,こころの健康増進の必要性が叫ばれている。これらの課題は,わが国のみならず世界的な関心事である。

　現代社会における個人の生活様式を取り巻く環境は,心身ともに良好な状態,すなわちウェルビーイング（well-being）を保持・増進していくことが難しい状況にあるように感じる。たとえば,インターネットをはじめとする情報通信技術の発展は,目覚しい利便性の向上をもたらした。わざわざ時間をかけて移動せずとも自宅のコンピューターの前で,仕事も,他者とのコミュニケーションも,趣味の映画鑑賞でさえもインターネット経由で完結するようになり,座位のまま過ごす時間の延伸による身体的な不活動の問題は深刻である。食事に関しても,特に都市部では,24時間営業のコンビニエンスストアやファストフード店で,食べたい時に食べたい物が手に入る誘惑の多い時代である。身体の健康を増進するには,環境に打ち勝つ自己制御・自己管理能力が必要とされる。さらに,労働という面では,過重労働を課すブラック企業,ブラックバイトが社会問題化し,安定的な雇用も確保されにくくなっている。加えて,家庭という面から捉えても,保育環境,および高齢者福祉環境の整備が間に合わず,育児や介護で働きたくとも働けないといったジレンマを抱える若年世代も多く,個人の努力だけでこころの健康を保持・増進することが難しい世の中になっている。

　現代の社会的背景からも,健康状態を保持・増進するための健康行動の実施や,健康的なライフスタイルを獲得することは容易ではない。しかしなが

ら，我々のような他者の健康づくりを支援する職業に従事する者は，対象者となる人々を動機づけ，健康行動を開始し，行動を継続・習慣化し，不健康な生活習慣への逆戻りを予防する，すなわち健康行動変容を支援するための「しかけづくり」が求められる（竹中，2008）。このような背景のもと，健康づくりの方法や疾病に関する情報などの健康情報の提供においては，単に情報を伝えるだけではなく，対象者自身が自らの行動を変えようと決心し，健康行動を開始・継続・習慣化できるようなアプローチが必要である。対象者の自発的な健康行動変容を目的として，健康行動の先行因子となる心理・社会的要因へのはたらきかけを重視する方略は，ヘルスコミュニケーション（health communication）と総称され，数多くの研究，および実践がおこなわれている。米国疾病管理予防センター（Centers for Disease Control and Prevention, 2011）は，ヘルスコミュニケーションを「個人が健康度を高めようと決心できるように適切な情報を提供したり，影響を与えることを目的としたコミュニケーション方略に関する研究および実践」と定義している。わが国においては，健康づくりの現場におけるヘルスコミュニケーションの適用が途上にあるといえる。ヘルスコミュニケーションを適用した健康づくり施策の拡充は，わが国における健康増進に大きく貢献するであろう。

　ヘルスコミュニケーションの概念は，医師から患者に対していかに効果的なコミュニケーションをとり，健康状態の改善を促すかという課題を起源として，実践を中心として発展してきた。近年では，科学的根拠に基づく実践（evidence based practice）の重要性が指摘されており，その発展において学術的視点から中核的な役割を担ってきた予防医学，公衆衛生学，健康教育学，および健康心理学といった多様な学問領域の視点から理論や知見が適応され，学際的な分野を確立しつつある。

　本書は，対象者の健康行動変容を支援するための理論と実践という視点から，ヘルスコミュニケーションを支える多様な学問分野における研究・実践により得られた知見を整理して，ヘルスコミュニケーションの概念や実践における要件をまとめることを主たるねらいとしている。本書の具体的な構成は，まず，第1部において，健康や健康行動の定義を再確認し，ヘルスコ

ミュニケーションの概念や歴史的変遷に触れる。第2部では，健康行動変容を支援するプログラムの開発および介入をおこなう際の要件について紹介する。第3部では，著者の所属する早稲田大学応用健康科学研究室（代表：竹中 晃二 人間科学学術院 教授）の研究グループが埼玉県比企郡ときがわ町でおこなっているヘルスコミュニケーションの枠組みに基づく身体活動の実施，および食習慣の改善を支援する介入の実践研究を紹介する。

　本書は，学術書という前提の上で執筆させていただいているものの，ヘルスコミュニケーションが実学分野であることからも，極力，健康づくりに関わる多くの方々に読んでいただけるように著者なりに内容構成に配慮した。本書が，健康づくりの実践において，ひとつでもよい気づきを与えられるものになれば幸いである。

島崎 崇史

目　次

はじめに　i

第1部
健康づくりとヘルスコミュニケーション　1

第1章 ▶ 健康の実現と健康行動……………2
第1節　健康と健康行動　2
第2節　わが国における健康づくり施策の動向　9
第3節　健康行動の実施とQOLの向上　10
第4節　健康行動を獲得するまでの過程における課題　12

第2章 ▶ ヘルスコミュニケーションという視点……………18
第1節　ヘルスコミュニケーションの定義　18
第2節　ヘルスコミュニケーションの歴史的変遷　19
第3節　ヘルスコミュニケーションのアプローチ法　21
第4節　健康情報の伝達過程　24

第3章 ▶ ヘルスコミュニケーションの方法と実際……………29
第1節　対人コミュニケーションの経路　30
第2節　マスコミュニケーションの経路　32
第3節　複数のコミュニケーション経路をもちいた多要素介入　35
第4節　医療の専門家とのヘルスコミュニケーション　35
第5節　家族・友人とのヘルスコミュニケーション　37
第6節　地域におけるヘルスコミュニケーション　38
第7節　学校におけるヘルスコミュニケーション　42
第8節　職域におけるヘルスコミュニケーション　48
第9節　プロバイダー教育　50

第2部
ヘルスコミュニケーションプログラムの開発と評価　53

第4章 ▶ ヘルスコミュニケーション介入の準備　54
- 第1節　機関との連携・パートナーシップの構築　54
- 第2節　フォーマティブリサーチ　56
- 第3節　対象者および焦点をあてる健康行動の決定　57
- 第4節　実行可能性の考慮　57
- 第5節　キーパーソンの把握　59

第5章 ▶ ヘルスコミュニケーションの理論・モデル　60
- 第1節　社会的認知理論　61
- 第2節　セルフエフィカシー　62
- 第3節　トランスセオレティカルモデル　63
- 第4節　計画的行動理論　65
- 第5節　健康信念モデル　67
- 第6節　ヘルスアクションプロセスアプローチ　68
- 第7節　ソーシャルマーケティング　69
- 第8節　スモールチェンジ方略　70

第6章 ▶ 行動変容技法の活用　77
- 第1節　目標設定・行動計画　77
- 第2節　セルフモニタリング　82
- 第3節　逆戻り防止方略　83
- 第4節　健康づくり面接技法　85

第7章 ▶ 健康情報媒体の開発　89
- 第1節　受託可能性の高い内容の選定　91
- 第2節　受託可能性の高いテキストメッセージの特徴　93

第 3 節　視覚情報の活用　96
第 4 節　情報媒体の配置場所および適材適所性の考慮　97
第 5 節　ブランディング　98
第 6 節　エンターテイメント教育　99
第 7 節　事前試行の実施　101

第 8 章 ▶ 効果の評価と改善の実施 …………………………103
第 1 節　アウトカム評価　103
第 2 節　プロセス評価　104
第 3 節　評価枠組みの適用　105

第 3 部
地域における
ヘルスコミュニケーションの実践　107

第 9 章 ▶ 研究室と現場をつなぐ橋渡し …………………………108
第 1 節　埼玉県比企郡ときがわ町での健康づくり実践研究開始の経緯　108
第 2 節　ときがわ町の特徴　110

第 10 章 ▶ 健康課題を把握する
　　　　　　フォーマティブリサーチとプログラム開発 ……111
第 1 節　行政職員を対象としたフォーマティブリサーチ　111
第 2 節　ときがわ町における介入プログラムの具体化　115
第 3 節　ときがわ町との調整と具体的な方向性の決定　117
第 4 節　健康情報媒体の開発　118

第 11 章 ▶ 健康診査におけるニューズレターの配布 …………122
第 1 節　健康行動実施状況に適合したニューズレターの配布　123
第 2 節　性別に適合したニューズレターの配布　131
第 3 節　健康診査受診者の推移と今後の展望　135

第12章 ▶ 中高年住民を対象とした健康づくり介入 ……… 137

第1節　中高年住民を対象としたフォーマティブリサーチ　137
第2節　フォーマティブリサーチに基づくリーフレットを用いた介入　145

第13章 ▶ キャンペーン型ヘルスコミュニケーションの評価 ……… 152

第1節　キャンペーンの認知度調査　152
第2節　調査の結果から見る普及における課題と展望　155

第14章 ▶ ときがわ町におけるヘルスコミュニケーションの成果と課題 ……… 157

第1節　3年間にわたる取り組みにより得られた成果　157
第2節　今回の実践における限界点　159
第3節　今後の実践に向けて　162

第15章 ▶ 本書のまとめにかえて
——研究と実践の狭間で ……… 165

第1節　ヘルスコミュニケーションの「実践」は「研究」なのか　165
第2節　本書のヘルスコミュニケーション研究・実践への貢献　169

あ と が き　171
参 考 文 献　175
索　　　引　201
英 文 要 旨　205

本書は，島崎（2014）早稲田大学学位審査論文 博士（人間科学）「ヘルスコミュニケーション方略を用いた地域住民の健康行動変容」（研究指導教員：竹中 晃二）をもとに書籍刊行を目的として大幅に加筆・修正したものである。

第 1 部

▼

健康づくりと
ヘルスコミュニケーション

第1章
健康の実現と健康行動

　ヘルスコミュニケーションという，対象者に対して健康の必要性を伝える方法について議論をする前に，準備段階として今一度，「健康」とは何かという根本的な内容について整理をしておきたい。また，健康を実現するためには，健康に良い行動，すなわち，健康行動をおこなえばよいというのは単純明快な論理である。しかしながら，健康行動を開始し，継続・習慣化し，不健康な行動への逆戻りを予防することは容易なことではない。健康づくりのために現在の不健康な行動を改める，あるいは新しい健康行動を取り入れ習慣化させる健康行動変容の段階において想定される課題を整理しておくことは，効果的な健康づくり支援について検討する上で指針となるであろう。

　第1章では，本書のことはじめとして，健康，および健康行動の定義を再確認し，わが国の健康施策が目指す健康づくりの目標と，健康行動を獲得するまでの過程で想定される課題について概説する。

第1節　健康と健康行動

　「健康とは何か」という根本的な問いに対して，まず挙げられるのが，世界保健機関（World Health Organization：以下「WHO」とする）の健康の定義であろう。WHOは健康について，'Health is a state of complete physical, mental and social well-being and not merely the absence of disease or infirmity.'，すなわち「健康とは，病気でないとか，弱っていな

いということではなく，肉体的にも，精神的にも，そして社会的にも，すべてが満たされた状態にあること」と定義している（公益社団法人日本WHO協会，2015）。この定義では，健康を構成する要素として身体，精神，および社会を挙げ，基本的な枠組みが示されており，WHO以外の健康の定義が引用されることは皆無であると言っても過言ではないほど，健康に関する研究・実践において土台となる考え方を示している。

では，健康の保持・増進を実現するためには，どのような行動をとる必要があるのであろうか。健康の保持・増進を実現するための行動は，総称して健康行動と呼ばれている。多くの健康行動の定義について紹介しているGlanz et al. (2008) をもとにまとめると，健康行動は，「健康を保持・増進し，生活の質（Quality of Life：以下「QOL」とする）の改善を実現するために，個人，集団，および組織のとる行動」と定義することができる。個人が実施可能な健康行動について，わが国における健康づくり施策である21世紀における国民健康づくり運動（以下，「健康日本21」とする：厚生労働省，2000）や関連分野で扱われている行動を整理すると，代表的なものとして図1-1に示すような行動を挙げることができる。狭義の健康行動には，身体活動の実施，および健康的な食行動の実践といった健康日本21で扱われている良好な健康状態の保持・増進に焦点をあてた行動が挙げられる。加えて広義には，疾患罹患時における治療と良好な心身の保持増進に貢献する行動（服薬，援助要請行動など）や，安全管理行動（飲酒運転の防止，シートベルトの使用，火傷の予防など）も含まれる（Glanz et al., 2008；Randolph et al., 2012；Rickwood et al., 1994；Vermeire et al., 2001）。健康行動の重要度には，文化や環境による差異も見受けられる。たとえば，わが国では主要な健康行動として紹介されることの少ない日焼け止めの使用は，紫外線量の多いオーストラリアなどで皮膚がんの予防行動として主要な健康行動と位置づけられている（Stanton et al., 2004）。

ところで，科学の世界では，各分野の細分化・専門化が進んでいる。健康を扱う学問分野においても同様であり，健康行動のもたらす利益や非実施による損失の検討，および健康づくりを意図した実践は，それぞれの健康行動

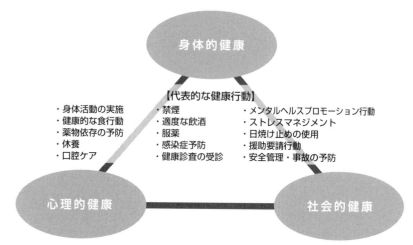

図 1-1　健康要素と健康を実現するための健康行動の例

ごとに扱われることが多い。しかしながら，運動や食事に注意を払い身体が健康であっても，過度なストレス状況に曝され，対処が不十分な状態が続くと精神疾患への罹患可能性が高まるであろう。同様に，喫煙はしないが毎日の間食は止められない，逆に喫煙はするが間食はまったくしないといった事例も耳にする。これらの事例は，ある面では健康に配慮されているものの，一方では健康を脅かす危険性のある行動がとられている。日常生活において健康行動は，どれかひとつのものをおこなえばよいというものではない。心身ともに良好な状態をつくり，保持するためには，健康行動が複数あるということをまず認識する必要がある（竹中，2008）。

　健康的な人生を送るために多岐にわたる健康行動の必要性が指摘され，健康施策が実施されているが，世界屈指の健康長寿な国である，わが国における一般の人々が実際におこなっている健康行動とはどのようなものなのであろうか。島崎他（2015），および Shimazaki et al.（2016a；2016b）は，すでに健康行動の実施が習慣化されている者を対象として，心身の健康を保持・増進するために実施している行動に関して調査をおこなっている。その結果，表 1-1，表 1-2，および表 1-3 に示すような行動を抽出している。

表 1-1 郊外地域住民の実施する身体活動

カテゴリ	内容	応答数
運動		
体操・ラジオ体操	体操・ラジオ体操をおこなう	14
	起床時,および就寝前の体操をおこなう	
ストレッチ	ストレッチをする	13
	炊事の途中にストレッチをおこなう	
	週1回は20―30分ストレッチをおこなう	
	週1回ヨガ教室に通う	
スポーツ	スポーツをする	6
	スイミングをする	
	太極拳をする	
	ゲートボールをする	
	グラウンドゴルフをする	
	週3回フラダンスをする	
筋力トレーニング	筋力トレーニングをおこなう	3
生活活動		
歩行	ウォーキング・散歩をする	39
	遠くの駐車場を利用して歩く	
	歩いて買い物に行く	
	自宅周辺でウォーキングをする	
	週3―4回ウォーキングをする	
	1日40―50分の散歩をする	
	1日1万歩を目標に歩く	
	朝に散歩をする	
	週1―2回ウォーキングをする	
	つま先立ちで歩行する	
	早歩きを心がける	
	1キロ以内の移動は車を使わずに歩く	
	夕方にウォーキングをする	
	坂道を選んで歩く	
	移動はなるべく歩くように心がける	
掃除	掃除をする	12
	雑巾がけをする	
	部屋の片付けをこまめにする	
	身体を動かしながら洗い物をする	
	洗濯物を干す	
	活動的な家事をおこなう	
	積極的にゴミ出しに行く	
	毎日掃除機をかける	
階段利用	エスカレータを使わずに階段を使う	3
農業	農業をする	3
園芸	園芸をする	2

(出所) Shimazaki et al. (2016a) をもとに作成。

表1-2 郊外地域住民の実施する健康的な食行動

カテゴリ	内容	応答数
栄養のバランスを考慮する食行動		
野菜の摂取	野菜を多く食べる みそ汁に野菜を入れる 野菜ジュースを飲む	24
健康的な食の選択	乳製品をとる タンパク質をとる 発酵食品をよく食べる 魚を食べる 季節の物を食べる 海藻を食べる 豆類を食べる	9
バランスの考慮	食事・栄養のバランスに気をつける バランスを考えて食材を選ぶ 野菜中心にバランスよく食べるように心がける 肉・魚・卵はバランスよくとる	7
品目の増加	色々な種類の食品をとる みそ汁に色々な具材を入れる	5
健康的な食事の方法		
時間を考慮した食事	3食規則正しくとる 野菜から食べる 朝食を毎日とる 夕食は夜7時までに済ませる	16
食べ方	腹八分目・食べ過ぎない よく噛んで食べる 食事をゆっくりとる その日の活動量に応じた食事を心がける お弁当箱を小さくする	14
過剰な摂取の制限		
塩分	塩分を控える 薄味にする 減塩調味量を使う	11
脂質・油分	油や脂肪分を控える 肉料理を控える 揚げ物は時々にする 牛肉や豚肉を避け，鶏肉を選ぶ	9
間食	間食を控える	4
炭水化物・糖質	甘い物を食べない 炭水化物を減らす 白米を食べる量を決めておく	3

(出所) Shimazaki et al. (2016b) をもとに作成。

表 1-3　郊外地域住民の実施するメンタルヘルスプロモーション行動

カテゴリ	内　容	応答数
身体活動	園芸をする ウォーキング・散歩をする 積極的に外出をする 畑仕事をする 体操をする 掃除をする 子どもと遊ぶ ゴルフをする ランニングをする 釣りをする ペットと遊ぶ 野球をする	37
文化的活動	読書をする 音楽鑑賞をする カラオケをする 旅行をする 映画鑑賞をする ウィンドーショッピングをする 編み物をする 演劇鑑賞をする 新聞を読む 美術館に行く 日記を書く 料理をする	33
対人 コミュニケーション	友人と会話する 近所の人と会話する 挨拶をする 他人に感謝の気持ちを伝える 多くの友人を持つ 若い人と接する	29
積極的 リラクゼーション行動	深呼吸をする 大声で笑う コーヒーをゆっくり飲む時間を作る 適度な飲酒をする 銭湯に行く 花を家に飾る 自然を楽しむ	13
ボランティア活動	ボランティア活動をする ゴミ拾いをする	4
新規活動への興味と参加	色々なことに興味を持つ 新しいことに取り組む	3
集団への所属	趣味の会に所属する グループに所属する	2

(出所)　島崎他（2015）をもとに作成

身体活動は，体力の維持・向上を目的として計画的・意図的に実施される「運動」，および運動以外の職業上の活動等を含む活動である「生活活動」を包括する概念であることが定義されている（運動所要量・運動指針の策定検討会，2006）。調査の結果，身体活動では，スポーツや筋力トレーニングのようないわゆる運動をおこなっているものの割合が極めて限定的であり，多くの者が歩行や掃除といった日常生活の中で実施可能な生活活動に焦点をあてていることが明らかになった（表1-1）。また，運動において特異的に高頻度で回答が得られた項目として，体操が挙げられた。この要因としては，ラジオ体操をはじめとする体操が，幼少期から教育の過程で多くの者が体験しており馴染みが深いこと，運動ではあるものの特別な用具を必要とせず短時間での実施が可能であることが考えられる（Shimazaki et al., 2016a）。

　食習慣については，表1-2に示すように，栄養のバランスを考慮する行動，健康的な食事の方法，および過剰な摂取の制限に大別された。野菜の摂取に関連する項目については，最も高頻度で確認されており，代表的な健康に良いと認知されている食行動であることがうかがえる。また，時間栄養学（Oike et al., 2014；柴田・池田，2015）の知見に代表されるような食事の規則性，および食物摂取の順序については，対象者の経験的な側面からも健康に良い行動と認知されている（Shimazaki et al., 2016b）。

　良好なこころの健康状態を保持・増進する行動であるメンタルヘルスプロモーション行動については，表1-3に示すようなカテゴリと項目が抽出されている（島崎他，2015）。これらの項目は，Donovan et al. (2006)，および竹中（2011）の提唱するメンタルヘルスプロモーションの枠組みであるこころのABCの要素とも一致するものであり，その具体的な内容を示しているといえる。Donovan et al. (2006)，および竹中（2011）は，メンタルヘルスプロモーションの枠組みとして(a) アクト (act)：身体的，社会的，認知的な活動性を向上させる，(b) ビロング (belong)：集団や組織に所属する，および(c) コミットあるいはチャレンジ (commit or challenge)：わずかにできる挑戦的な活動や他者の役に立つ行動をおこなう，を挙げており，それぞれの頭文字を取り，こころのABC活動というメンタルヘルス問題に

対する一次予防（発症予防・健康増進）的な活動をおこなっている。

　一連の調査の結果から，一般の人々が実践している健康行動は，そのほとんどが特別な努力を必要とするものではなく，生活様式の中に組み込まれている行動であることがうかがえる。これらの知見は，対象者の居住地域が郊外地域に限定されており，都市部では異なる結果になる可能性が懸念されるものの，共通する点も多くあることが経験的にも予測される。このような調査の結果からも推察されるように，これまで健康行動をおこなってこなかった者が，スポーツの実施や過度な食事制限といった，一大決心を必要とする短期的に大きな効果が期待される健康行動を開始し，継続・習慣化させることは困難である。そのため，健康づくりの支援では，日常生活において実行可能な，負担感が低く，実行可能性の高い健康行動に焦点をあてることが重要となるであろう。

第2節　わが国における健康づくり施策の動向

　ここでは，21世紀初めのわが国の人々の健康状態とその対策について簡略に紹介する。わが国におけるメタボリックシンドロームの有症者，およびその予備軍の割合は，40―74歳において男性で49.4％，女性で17.2％であり（厚生労働省，2008a），重大な健康問題のひとつとして挙げられている。さらに，日常生活で悩みやストレスを抱えるものの割合は，男性で42.4％，女性で50.3％であることが報告されている（厚生労働省，2011）。加えて，うつや不安障害で医療機関を受診するものの割合も大幅に増加している（厚生労働省，2014）。このように，国民の半数近くが重篤な心身の疾患につながる危険性を有していることから，20世紀末から21世紀にかけては，早期発見・早期治療を目的とする方策である二次予防から，健康増進・発症予防を目的とした方策である一次予防への転換がすすめられてきた。厚生労働省（2000）は，一次予防を目的とする施策として，生活習慣の改善に関する目標値をガイドライン化した，健康日本21を策定している。

　2013年から施行されている健康日本21（第2次）においては，QOLの

向上，および社会環境の質の向上を通じた健康寿命の延伸・健康格差の縮小が大きな目標として掲げられている（厚生科学審議会地域保健健康増進栄養部会・次期国民健康づくり運動プラン策定専門委員会, 2012）。

2000年から2012年にかけて施行された健康日本21から健康日本21（第2次）への大きな変化としては，健康日本21では健康行動の実施そのものを大きな目標として掲げていたのに対し，第2次では健康行動の実施の先にあるQOLの維持・向上という点に主眼が置かれた点が挙げられる。これは，単に健康行動を実施して健康になれば良いというだけではなく，健康を土台として趣味や自己実現のための活動を充実させ，その先にある生きがいや生活への満足度といった，心理的な安寧，すなわちウェルビーイング（well-being）を獲得することが目標として位置づけられた大きな転換であると考えられる。

健康づくりの目的が変化する一方で，健康づくり施策に関する研究の方向性についても変化がみられる。厚生労働省（2010a；2010b）は，これまでの研究により得られた知見を健康情報としていかに効果的に対象者に伝えるかという点を重視し，望ましい情報媒体やテキストメッセージの体裁に関しても研究を始めている。また，情報媒体やテキストメッセージの普及では，ロゴマークやスローガンを使用し，ソーシャルメディアの利用や健康増進に関連する団体との連携を積極的におこない広く周知することが重視されている（厚生科学審議会地域保健健康増進栄養部会・次期国民健康づくり運動プラン策定専門委員会, 2012）。しかしながら，辻（2014）の調査結果によると，2013年における健康日本21（第2次）の認知度は，意味も含めて理解している者の割合がわずか3.6％にとどまっている。そのため，健康情報の伝達は，大きな課題となっている。

第3節　健康行動の実施とQOLの向上

健康日本21（第2次）において健康づくりの目的となる変数のひとつとされているQOLは，個人の置かれている環境や生活に対する満足，幸福感

といった肯定的な意識評価を指す概念である（佐藤，2005）。特に個人の健康状態に関連するQOLは，健康関連QOLと呼ばれ，健康・医療分野において研究・実践に活用されている。健康関連QOLについては，身体的健康，および精神的健康を上位概念とする定義が国際的に広く普及している（福原・鈴鴨，2005）。この定義では，身体的健康の構成概念を全体的健康感，身体機能，日常役割機能（身体），身体の痛み，および心理的健康の構成概念を活力，社会生活機能，心の健康，日常役割機能（精神）としている。

米国人を対象としQOLを規定する要因について検討したJia & Lubetkin (2005) の調査研究では，年齢，性別，収入，喫煙状況，身体活動実施状況，疾患への罹患状況（喘息，高血圧症，心疾患，脳血管疾患，肺気腫）および，BMI（Body Mass Index：体格指数）とQOLとの関連性が示されている。また，Pisinger et al. (2009) は，喫煙状況，食習慣，身体活動，および飲酒状況の改善と健康関連QOLの改善との関連性について検討し，身体活動の実施，および食習慣が，他の健康行動と比較して健康関連QOLに与える効果が高いことを報告している。同様に身体活動の実施，および食行動と，健康関連QOLとの関連性については，多くの調査研究で支持されている。

身体活動の実施は，抑うつの改善，認知機能の改善，および肯定的感情の喚起により，健康関連QOLの向上に寄与することが報告されている (Matsalla, 2012)。運動については，少なくとも週3回30分以上おこなっている者が，おこなっていない者と比較し，健康関連QOLが高いことが報告されている (Lee et al., 2006)。一方，生活活動については，健康関連QOLとの関連性について扱った研究がほとんど存在しない。

食習慣については，井上他 (2010) によると，健康的な食習慣を有する者の健康関連QOLが高く，特に精神的健康に寄与への貢献が高いと報告されている。介入研究においても，身体活動，食習慣，飲酒，および喫煙の改善において，食習慣の改善が最も精神的健康の改善に寄与したことが報告されている (Pisinger et al., 2009)。健康関連QOLに影響を与える具体的な食習慣について斉藤他 (2004) は，規則的な食事時間，欠食の有無，食欲の有無，および食事をする仲間の有無と健康関連QOLとの関連性を示唆している。

表 1-4　生活習慣による健康関連 QOL 関連領域の特異性

上位概念	領域	運動	生活活動	食習慣
身体的健康		○	○	
	全体的健康感	○	○	○
	身体機能	○	○	
	日常役割機能（身体）	○		
	体の痛み			
精神的健康				○
	活力	○	○	○
	社会生活機能	○		○
	心の健康	○		○
	日常役割機能（精神）		○	○

(注)　○印は関連性が認められた領域。
(出所)　島崎・竹中（2013a）をもとに作成。

　島崎・竹中（2013a）は，運動，生活活動，および食習慣と健康関連 QOL との関連性について，関連領域の特異性に注目した検討をおこなっている。その結果，表 1-4 に示すように，健康行動の種類により，健康関連 QOL の異なる領域に対して関連性を有していることが明らかになった。したがって，健康関連 QOL の向上を目的とした実践においても，単一の健康行動の改善にとどまらず，複数の健康行動改善に焦点をあてるという視点も必要であろう。

第 4 節　健康行動を獲得するまでの過程における課題

　健康行動の実施は，心身の健康増進に貢献し，QOL を高める効果が期待される。しかしながら，健康行動の重要性を理解していたとしても，実際に行動を開始し，継続・習慣化することは容易なことではない。たとえば，Prochaska & DiClemente（1992）の提唱するトランスセオレティカルモデルでは，健康行動を獲得する過程を 5 つの心理的・身体的なレディネス（readiness：準備段階）により説明している。トランスセオレティカルモデルでは，対象者の健康行動実施に対するレディネスを（a）前熟考期：健康行動を実施していない上に今後も実施する意志がない，（b）熟考期：現在は健康行動を実施していないが今後 6 カ月以内に開始する意志がある，（c）

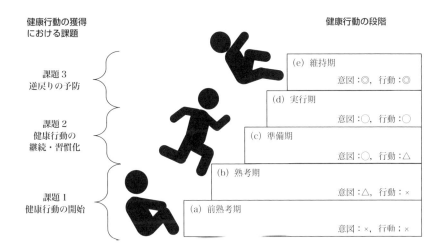

図1-2 健康行動の段階と健康行動の獲得における課題
(注) 意図および行動の◎，○，△，×は意識の高さ，および行動の実施・習慣の度合いを表す。

準備期：現在健康行動を実施しているが定期的でない，(d) 実行期：現在定期的に健康行動を実施しているが開始してから6カ月以内である，および (e) 維持期：現在定期的に健康行動を実施しており開始してから6カ月以上経過している，の5つの段階により説明している。健康行動獲得までの過程における課題について考察すると，健康行動の開始，継続・習慣化，および逆戻りの予防という3つの課題が想定される（図1-2）。また，このような，望ましい行動を新たに形成する，あるいは望ましい行動であるにもかかわらず生起頻度が少ない行動を増加させ，望ましくない行動を減少させる努力は，総称して行動変容（behavior change）と呼ばれている（Miltenberger, 2001（園山他訳, 2008））。また，健康行動を対象とした行動変容は，健康行動変容（health behavior change）と呼ばれている。以下に健康行動の獲得過程と，過程において想定される課題について紹介する。

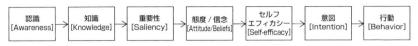

図1-3　行動変容までのプロセス

(出所)　Cavill & Bauman（2004）をもとに島崎他（2014）が作成。

1　健康行動の開始

健康行動の開始には，行動の先行因子となる心理的変数の強化が必要であると言われている。たとえば，Cavill & Bauman（2004）は，McGuire（1984）の健康行動変容のためのコミュニケーション方略を参考に，図1-3に示すような身体活動を実施するまでの心理的な過程に関する階層的変容モデルを構築している。このモデルでは，行動変容までの過程が，健康情報の認識，知識の向上，情報の重要性の認知，態度・信念の変容，行動の遂行に対する自信であるセルフエフィカシー（Self-efficacy：Bandura, 1977）の向上，行動の実施に対する意図の向上，行動の実施，という連続体によって説明されている（島崎他，2014）。同様にRosenberg & Ferguson（2014）は，人が健康情報に触れることにより行動実施に対する意図が形成される過程について，健康情報の認識，理解，受容という過程を経て行動実施に対する意図が形成されるとしている。

一方で，健康行動を実施しない理由についても，心理的な要因の影響が示されている。Fletcher et al.（2008）は，健康づくりのための身体活動の実施を妨げる心理社会的要因について調査をおこない，時間のなさ，自身にとっての優先順位の低さ，および関連する知識のなさ，を挙げている。

これらの知見から考察すると，健康行動の開始に対する支援の枠組みには，古典的な心理学の枠組みである，S-O-R（stimulus-organism-response：本吉，2011）の枠組みを適用することができるであろう。S-O-Rの枠組みをもとに健康行動の開始を解釈すると，先行刺激（stimulus）となる健康情報を生命体（organism），すなわち対象者が知覚・認知し，先行刺激をもとにした意思決定がなされ，反応（response）として健康行動を実施するか否かが規定される。

健康行動変容を促すために，行動の予測因子となる心理的変数に対して影響を与えることを意図したプログラムの事例も散見される。たとえば，シートベルトの使用，身体活動量の増強，禁煙，家族計画，HIV 感染症の予防，がんの予防，子どもの健康教育，および食習慣の改善といったように，多岐にわたる健康行動に対して応用されている（Briscoe & Aboud, 2012；Enwald & Huotari, 2010；Heath et al., 2012；Marcus & Forsyth, 2003（下光他訳，2006）；岡，2008；Randolph et al., 2012）。

2　健康行動の継続・習慣化

　健康行動の継続・習慣化に関する研究を扱った Lally & Gardner（2013）の総説論文において，習慣とは，「ある行動を過去一貫して継続的に繰り返したことにより，状況に対する反応として自動化された行動様式」と定義されている。健康行動の継続・習慣化においては，望ましい健康行動を反復することにより，行動を自動化させることが鍵となる。Gardner et al.（2012）は，自動化された行動について，「意図や感情のコントロールといった心理的な努力を必要とすることなく，行動を遂行することが可能な状態」としている。自動化された行動は，日常における特定の時間帯やイベント，あるいは場所といった文脈と関連づけられており，それらの文脈が先行する刺激，すなわちきっかけ・合図（cue）となり，遭遇した際に行動が生起する。たとえば，トイレに行ったら手を洗う，あるいは車に乗ったらシートベルトを締めるといった行動を意識的におこなう者は少ないであろう。これらの行動は，「トイレに行く」，あるいは「車に乗る」という特定の文脈を合図とする自動化された行動であると言える。

　習慣形成（habit formation）の分野では，健康行動の実施に先行する要因について，行動の開始で重視されていた S-O-R の枠組みとは異なり，合図となる出来事（stimulus）に基づく認知を介さない反応（response）であることから，古典的な心理学の枠組みである S-R の考え方で説明されている。

　行動が自動化する過程においては，行動の開始で先行因子とされていた心理的な要因が，予測因子ではなくなる可能性も指摘されている。Sheeran

(2002) は，意図と健康行動との関連性について扱った研究を整理し，意図はあるものの行動を実施できずにいる者の割合が，レビューの対象となった6研究の中央値で47％存在したことを報告している。一方で，意図していない状態でも行動を実施していたものも7％存在しており，意図と行動実施との間には，不一致（intention-behavior gap）が存在することを示している。行動の開始と継続・習慣化の理論には，意識することが必ずしも行動の実施に貢献しないという点から，若干の矛盾があるように解釈することもできる。しかしながら，Lally & Gardner（2013）および Lally et al.（2011）は，体重管理を意図した介入に参加し，プログラムを完遂した者を対象としたインタビュー調査の結果をもとに，行動の開始から継続・習慣化の過程について(a) 行動実施の意思決定，(b) 意図と行動の不一致を解消するための行動計画の策定，(c) 動機づけに基づく行動の反復，(d) 行動の習慣化・自動化，という段階により説明している。さらに，初期の行動実施の意思決定においては，やはり意図を高めることの重要性を指摘している。したがって，健康行動を「開始する」段階では，望ましい変化に対する意思決定を促すために，健康意識を高めるなどの心理的な要因へのはたらきかけを重視した支援が必要である。一方，望ましい健康行動が開始された後には，特定のイベント，状況，時間帯といった，きっかけ・合図と行動との連動性を考慮した上で望ましい行動を反復させるような段階的な支援が必要であろう。このような行動の反復により，健康行動の実施に対する意図の媒介は，漸減していくことが示されている。

　行動が習慣化するまでの期間に関して，Lally et al.（2010）は，日常生活において食行動，適度な飲酒，および身体活動の実施が自動化するまでの期間について検討をおこなっている。その結果，個人差が大きいものの，中央値で66日（最小18日－最大254日）であったことを報告している。行動の習慣化を測定する指標としては，Verplanken & Orbell（2003）の自己報告習慣目録（self-report habit index：SRHI）がよく用いられている。また，わが国においても，高見（2014）が運動習慣強度尺度を開発している。

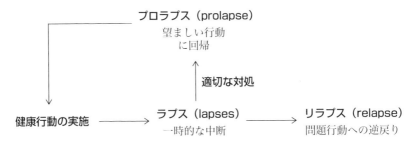

図1-4 不健康行動への逆戻りの過程
(出所) Marlatt & Donovan, 2005（原田訳，2011）をもとに作成。

3 逆戻りの予防

　習慣化した健康行動であっても，遂行が困難な状況が続き，もとの不健康な行動に逆戻りすることもある。たとえば，健康に気を遣っていた社会人においても，部署の異動により仕事が多忙化し，身体を動かす時間が取れなくなって運動不足になり，食習慣や睡眠が乱れ，場合によっては過度のストレスから止めていたたばこに手を出すこともあるであろう。不健康な行動への逆戻りの過程について Marlatt & Donovan (2005（原田訳，2011)) は，獲得された健康行動が不健康行動へと逆戻りする過程を，不意なきっかけによる最初の逆戻りであるラプス (lapses)：一時的な中断，に対して適切な対処がなされない場合にリラプス (relapse)：問題行動の再発・問題行動への逆戻り，が生じることを示している。また，適切な対処がおこなわれた場合には，プロラプス (prolapse)：望ましい変化への回帰，が生じることもあるとしている（図1-4）。そのため，健康行動を実施する習慣を既に形成している者に対しても，ラプスを予防し，ラプスに遭遇した際にもプロラプスできるよう，あらかじめ対処のための計画を準備することが課題となる。

第2章 ヘルスコミュニケーションという視点

　健康づくりの支援では，コミュニケーション内容（情報の内容）：何を伝えるのか，およびコミュニケーション方法（内容の伝達方法）：どのように伝えるのか，という2つの側面から望ましい方法を検討する必要がある（島崎，2015）。たとえば，テレビコマーシャルのような誰もが接点のある媒体で健康情報を提供する機会があったとしても，誰でも知っているような内容だけを配信していては効果的な支援とは言えないだろう。同様に，どれだけ有益な健康情報であっても，対象者が中学生であるにもかかわらず，難しい専門用語ばかりが使われた内容で構成しては，認知される可能性は極めて低くなる。このような健康情報の効果的な伝達について考える際，米国疾病管理予防センター（Centers for Disease Control and Prevention：以下「CDC」とする）の提唱するヘルスコミュニケーションの概念は，大いに助けとなる。
　第2章では，ヘルスコミュニケーションの定義と発展の歴史を整理し，そのアプローチの方法，および中核的な理論・モデルについて概説する。

第1節　ヘルスコミュニケーションの定義

　ヘルスコミュニケーションは，その発祥において「医療現場における医師と患者のコミュニケーション」，単に「健康を扱うコミュニケーション分野」，あるいは「健康づくりに関する対人コミュニケーション」といった，主として対人コミュニケーションによる健康情報の伝達に焦点をあてた定義がなさ

れてきた（Northouse & Northouse, 1998（萩原訳, 2010））。その後，マスメディアやインターネットの台頭によるコミュニケーション様態の多様化および，研究による科学的根拠に基づく実践を重視する潮流も相まって，ヘルスコミュニケーションの定義は，より広いものに発展している。国際的には，CDCによる定義が広く用いられている。CDC（2011）は，ヘルスコミュニケーションを「個人が健康度を高めようと決心できるように適切な情報を提供したり，影響を与えることを目的としたコミュニケーション方略に関する研究および実践」と定義し，効果的な健康情報の提供方法に関する研究から実践までを包括する概念であるとしている。また，ヘルスコミュニケーションでは，単に指導者が環境を整え，対象者の行動を統制するのではなく，あくまでも「自分の健康は自分で守る」という認知に基づく対象者自身の意思決定による健康行動変容を指導者が支援するという考え方が重視されている。

　学問分野としてのヘルスコミュニケーションは，非常に学際的であるといえる。ヘルスコミュニケーションでは，対象者の行動変容を支援するため，あるいは効果的な支援の方法について検討するために，行動科学，社会科学，マスコミュニケーション理論，ソーシャルマーケティング，医療モデル，社会学，人類学，および心理学といった多様な学問分野の知見が用いられている（Schiavo, 2007）。このような実態からもわかるようにヘルスコミュニケーションは，応用・実践を前提とした学際分野として発展を続けている。

第2節　ヘルスコミュニケーションの歴史的変遷

　ヘルスコミュニケーションの歴史的変遷については，O'Sullivan et al.（2003），およびBauman et al.（2006）に詳しい。ここでは，これらの資料を手がかりに，ヘルスコミュニケーションにおけるアプローチ法の変遷について概説する。

　ヘルスコミュニケーションの始まりは，1960年代にさかのぼり，医療現場における医師から患者に対する健康づくりに関する助言であったとされている。この当時は，まだ計画的なヘルスコミュニケーションの実施がおこな

われていなかった。1970年代に入ると地域における実践が始まり，プリントメディア，および視覚資料を用いた健康増進を意図した介入の効果が報告されている。1980年代に入ると，ソーシャルマーケティングなどの行動科学，社会科学，マスコミュニケーションの理論モデルを用いた実践がおこなわれ始めた（以上，O'Sullivan et al., 2003）。また，1970—1980年代にかけては，現在のヘルスコミュニケーションでも用いられているような複数の健康情報媒体を用いたキャンペーン型介入が実施されている。キャンペーン型介入の初期における実践としては，身体活動参加を促進するマスメディアをもちいたカナダのパーティシパクションキャンペーン（ParticipAction campaign）やオーストラリアのライフビーインイットキャンペーン（Life Be in It campaign）が挙げられる。しかしながら当初は，これらのキャンペーンが与える効果について十分な評価がなされていなかった（Bauman et al., 2006）。

ヘルスコミュニケーションで用いられてきた健康情報の伝達方法の変遷についてRedmond et al. (2010) および Vandelanotte & Mummery (2011) の知見をもとに整理すると，第1世代：対人コミュニケーション，第2世代：印刷媒体，第3世代：コンピューターをもちいたプログラム，および第4世代：インターネットを利用したウェブサイトやソーシャルネットワークサービスをもちいたプログラム，といった発展を遂げている。

わが国における健康づくりの取り組みは，公益財団法人健康・体力づくり事業財団（2008）の発行する『地域における健康日本21実践の手引き』等の手引き書に基づき，行政，公共団体，民間企業，および学校等において実施されている事例が散見されるものの（公益財団法人健康・体力づくり事業財団，2012；厚生労働省，2012），ヘルスコミュニケーションの理念や概念が十分に反映されているとは言い難い。Paek et al. (2010) は，ヘルスコミュニケーションに関する研究および実践がアジア圏全体としても目新しい分野であることを指摘している。研究・実践の拡充，および成果の公表は，わが国のみならずアジア諸国の健康づくりの発展にも貢献するであろう。

学問としての発展を専門学術雑誌の刊行という側面で捉えると，ヘルスコ

ミュニケーションは，他の健康に関する学問領域と比較して歴史が浅く，目新しい学問領域であるといえる。CDC（2016）のヘルスコミュニケーションに関する学術雑誌一覧をもとに考察すると，最も古くからあるヘルスコミュニケーションを独立した学問領域として扱う専門学術雑誌である，*Health Communication*（Taylor & Francis 社）の第 1 巻刊行は，1989 年である（Taylor & Francis, 2016a）。その後，*Journal of Health Communication*（Taylor & Francis 社から 1996 年より刊行），および *Journal of Communication in Healthcare*（Taylor & Francis 社から 2008 年より刊行）といった学術雑誌も刊行されている（Taylor & Francis, 2016b, 2016c）。また，2010 年からは，CDC が科学的根拠に基づく実践の手がかりとなるように，ヘルスコミュニケーション科学梗概（health communication science digest）と呼ばれる，近接学問領域も含めた世界各国でおこなわれているヘルスコミュニケーションに関する最新の研究・実践の論文目録を公開している。

第 *3* 節　ヘルスコミュニケーションのアプローチ法

　ヘルスコミュニケーションでは，研究および実践のアプローチ法について（a）疾病予防の段階，（b）影響を与える対象，および（c）対象の規模，の 3 つの視点から検討されている。

1　疾病予防の段階

　疾病予防の段階について，Brug et al.（2005）は，ヘルスコミュニケーションの計画において，目的となる疾病予防の段階を最初に決定すべきであると強調している。Kok et al.（1997）は，ヘルスコミュニケーションにおいて扱う疾病予防の段階を，良好な健康状態の促進・発症の予防を目的とする一次予防，早期発見・早期治療を目的とする二次予防，および重篤もしくは急性の疾患を抱える患者の治療，復帰の支援を目的とする三次予防，に分類している。

2 影響を与える対象

　影響を与える対象については，個人の健康行動のみならず，対象者を取り巻く社会的資源・環境のような大きな対象まで幅広く検討がなされている（U. S. National Cancer Institute, 2008；Martinez et al., 2012）。社会的資源・環境に対する介入としては，健康行動の実施に関する規則の制定（竹中，2012），ヘルスコミュニケーションの提供者に対する教育（小川他，2003；蝦名，2007；杉森，2010；池田，2012），健康づくりに関する環境整備（Martinez et al., 2012），および行政施策への介入，社会的規範の構築，社会構造に対する介入（Schiavo, 2007）といった方法が想定されている。

3 対象者の規模

　対象の規模については，ヘルスコミュニケーションが目的に応じて個人から集団まで多様な対象の規模に適用可能であることが示されている（Aarva et al., 1997；U. S. National Cancer Institute, 2008；Prochaska et al., 2008；Hawkins et al., 2008）。実際の介入におけるアプローチの方法としては，(a) ポピュレーションアプローチ，(b) ターゲット化・セグメント化アプローチ，および (c) テイラー化アプローチ，に大別されている（図2-1）。ポピュレーションアプローチとは，国家や特定の地域といった大きな対象集団全体に対する情報提供のことであり，一次予防，および二次予防において用いられることが多い。身体の健康，家族間の問題，およびシートベルトの着用に対するポピュレーションアプローチの有用性を扱った Randolph et al.（2012）の総説論文では，テレビ，ラジオ，およびプリントメディアといったマスメディアを用いた大規模な介入において，過半数の実践で有用性が確認されている。一方，ターゲット化・セグメント化アプローチとは，類似した健康問題や個人の属性を持つ対象者を抽出し，その小集団が持つ特徴を考慮した介入方略である（Kreuter & Wray, 2003）。たとえば，特定の職場を対象とする身体活動非実施者のみを抽出しての介入は，このアプローチ法にあたる。さらにテイラー化アプローチとは，対象となる個人に適合した情報提供のことである。アプローチ法による効果の差異につい

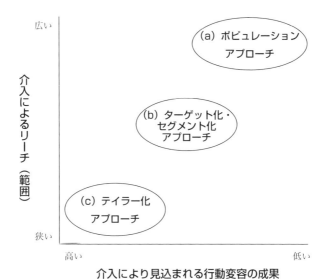

図2-1　ヘルスコミュニケーションのアプローチ

てKreuter & Wray（2003）は，対象者とヘルスコミュニケーションにおいて配信される健康情報との関連性が高まることにより，介入による効果が高まると指摘している。すなわち，ポピュレーションアプローチでは，影響を与えられる対象は広いものの，一律性の高い情報になってしまうため，個人に与える影響力は小さくなってしまう。一方，テイラー化アプローチでは，個人面接などの手法により情報の内容を対象者に特化させることが可能となるため，高い影響力が見込まれるものの，人的資源の面などから，対象にできる範囲は狭くなる。

　テイラー化アプローチ，およびターゲット化・セグメント化アプローチについては，いくつかのシステマティックレビュー・メタアナリシスによりその介入効果が報告されている（職場へのターゲット化・セグメント化：Anderson et al., 2009；コンピューターを用いたテイラー化：Kroeze et al., 2006）。一方ポピュレーションアプローチについては，効果の検証が困難であるという点から，エビデンスの蓄積が十分でない。しかしながら近年では，

わが国でも Kamada et al.(2013；2015)によりクラスターランダム化比較試験による身体活動の実施の支援を目的としたポピュレーションアプローチによる効果検証が試みられており，今後の知見の拡充が待たれる。

第4節　健康情報の伝達過程

　ヘルスコミュニケーションにおいて健康づくりの方法や疾病に関する情報などの健康情報が伝達される過程については，幾つかの理論・モデルにより説明されている。本節では，健康情報の伝達過程を示した理論・モデルである，提供者―受信者のコミュニケーションプロセスモデル（島崎，印刷中），トップダウン・ボトムアッププロセス理論（Kools, 2012），およびメディアエクスポージャー理論（Morris et al., 2009）について紹介する。

1　提供者－受信者のコミュニケーションプロセス

　コミュニケーションの過程に関する基礎研究は，心理学，および情報通信学を中心として発展してきた。なかでも多くの研究・実践に活用されているコミュニケーション過程のモデルとして，Shannon & Weaver（1949（植松訳，2009））の情報通信モデル，Berlo（1960（布留・阿久津訳，1972））の SMCR モデル，および Martens（1987）のコミュニケーションプロセスモデルなどが挙げられる。島崎（印刷中）は，過去のコミュニケーションモデルを参考に，健康情報伝達の過程を図 2-2 のようにモデル化している。

　このモデルでは，健康情報の伝達を，情報の提供者である健康づくりの専門家による，伝達の意志決定を起点と定義している。伝達する健康情報の内容の選定および決定は，提供者の能力や知識といった内的な要因に依存する。内容が決定されると，選択された送信の経路により，受信者（対象者）に向けて情報が伝達される。伝達の過程では，雑音（ノイズ）と呼ばれる外的な要因の影響を受けることがある。たとえば，実際の伝達場面では，有用な情報媒体を作成したにもかかわらず人が集まらない場所にしか設置ができなかった，個別面接をおこなったが面接の環境が悪くうまく説明が伝わらな

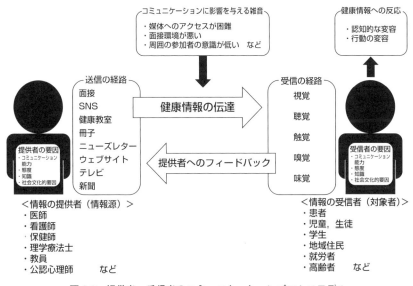

図 2-2　提供者―受信者のコミュニケーションプロセスモデル
(出所)　島崎（印刷中）。

かった，といった事態が起こることもある。送信された健康情報は，受信者のコミュニケーションスキル，および情報処理能力や健康づくりに関する知識（ヘルスリテラシー）に影響を受けるものの，五感（視覚，聴覚，触覚，嗅覚，および味覚）により知覚・認知される。受信された健康情報は，受信者にとって有益な刺激として処理された場合，健康情報への反応として肯定的な認知の変容，あるいは行動の実施に貢献することが期待される。加えて，健康情報に対する受信者の評価に基づく提供者へのフィードバックも少なからず生じる。しかしながら情報媒体を用いた伝達では，一方的な伝達になることが多く，健康情報の受信者から提供者に対するフィードバックの経路が弱くなる（鈴木，2012）。そのため，健康情報の提供者は，受信者に対して積極的にフィードバックを得る努力が必要となる。

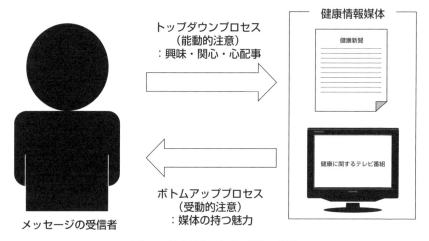

図 2-3　健康情報の知覚・認知の経路
（出所）　Kools（2012）をもとに島崎（印刷中）が作成。

2　トップダウン・ボトムアッププロセス理論

　健康情報が対象者に知覚・認知される経路に特化した理論モデルについては，Kools（2012）のトップダウン・ボトムアッププロセス理論が挙げられる。

　Kools（2012）は，健康情報を知覚・認知する経路として，トップダウンプロセス，およびボトムアッププロセスの2つの経路を挙げている（図2-3）。トップダウンプロセスとは，情報の受信者自身の健康状態や興味・関心との関連度の高い情報が選択的に知覚・認知される，受信者にとって能動的な経路である。一方，ボトムアッププロセスとは，媒体自体が持つ魅力，すなわちイラストの使用や色彩的魅力，理解しやすさ，目新しさといった要因に由来する，受信者にとって受動的な経路である。これらの知覚・認知の経路を健康づくり支援の枠組みに当てはめると，トップダウンプロセスからの情報知覚・認知を高めるためには，健康教育やセルフモニタリングの促進といった，対象者個人の健康意識を高める方略が有用であろう。ボトムアッププロセスからの影響力を高めるためには，健康情報の提供者が魅力ある情報媒体

を作成する必要がある。このモデルは，情報認知の代表的なモデルであるCacioppo & Petty (1984) の精緻化見込みモデルにおいて想定されている情報認知の経路である，中心ルート：情報の内容に関する認知の経路，および周辺ルート：情報の量や複雑性など情報の体裁に関する認知，とも一致している。

3　メディアエクスポージャー理論

マスメディアを用いた健康情報の普及においては，健康情報を配信する情報媒体にどれだけ接触したか，あるいは曝されたかを表す概念であるメディアエクスポージャー（media exposure）が成果を予測する変数であるとされている（Morris et al., 2009）。Hay et al (2009) は，米国においてメディアエクスポージャーと健康行動実施の関連性について検討し，過去12カ月以内のインターネット経由での健康情報の閲覧と，皮膚がん予防のための日焼け止め使用との関連性を報告している。また，Chang et al. (2014) は，台湾において青少年の飲酒と，飲酒に関する内容を取り上げた情報媒体（テレビコマーシャル，新聞・雑誌，野外広告板，テレビ番組・映画，およびインターネット）への暴露との関連性について検討している。その結果，習慣的に飲酒している青少年は，他の青少年と比較して飲酒に関連する情報媒体へのメディアエクスポージャーの得点が高かったことを報告している。

メディアエクスポージャーの考え方は，経験的にも理解されており，実際の国際的な施策としても活用されている。たとえば，国連児童基金（United Nations Children's Fund：UNICEF；2015）は，母乳による育児を推奨するために，乳児用調整粉乳，いわゆる粉ミルクの販売に関して，母乳代用品の販売流通に関する国際条約を策定し，病院，店舗，および講習での販売促進等を禁止している。これは，情報に触れることにより，母乳による育児が不必要に阻害されることを抑制する意図でおこなわれている。

メディアエクスポージャー理論を適用した健康づくり介入の成果について Lorentzen et al. (2007) は，階段利用を促進するポスターへの関与度がプログラム終了後の身体活動実施状況の改善に対する予測因子となっていたこ

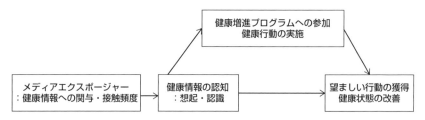

図2-4　メディアエクスポージャーと健康づくり介入のアウトカムの仮説モデル

とを示している。また，O'Hara et al. (2012) は，メディアエクスポージャーがヘルスコミュニケーションプログラムへの積極的参加を予測する因子であったことを報告している。そのため，メディアエクスポージャーは，繰り返し健康情報に触れることによる想起・認識の強化を媒介した健康行動実施に対する影響の経路，およびプログラムへの参加・従事を媒介した望ましい健康行動の獲得への影響の経路が想定される（図2-4）。

メディアエクスポージャーの評価方法としては，介入に対する認知（awareness）を指標として評価されている。具体的には，想起（recall）：使用されていたキーワードやメッセージを覚えているか，および認識（recognition）：具体的な内容まで覚えているか，という2つの指標が用いられている（Morris et al., 2009；Leavy et al., 2013）。

第3章
ヘルスコミュニケーションの方法と実際

　ヘルスコミュニケーションにおける情報の普及では，目的と実行可能性を考慮した上で多様な伝達方法・経路が用いられている。例えば O'Sullivan et al. (2003)，および Morris et al. (2009) は，情報の効果的な普及経路として，(a) 対人コミュニケーション：仲間同士の会話，専門家からの助言，(b) 地域の経路：地域で行われているイベント，地域の新聞，地域活動，健康教室，(c) スモールメディア：冊子，ちらし，ポスター，ニューズレター，漫画本，オーディオテープ，ビデオテープ，ウェブサイト，および (d) マスメディア：テレビ，ラジオ，新聞，雑誌，掲示板，といった経路を挙げている。これらの経路は，複数の普及経路が組み合わせて使用されることもある。

　第3章では，ヘルスコミュニケーションをおこなう上で必要なコミュニケーションの基礎理論について，対人，マスメディア，複数経路をもちいたコミュニケーションの視点から紹介する。さらに，ヘルスコミュニケーションの実際について，医療，家族・友人，地域，学校，および職域の場面ごとに紹介する。また，ヘルスコミュニケーションの概念を理解した健康情報の提供者，すなわちプロバイダー (provider) を育成する取り組みについても紹介する。

　なお，ここで取り上げるヘルスコミュニケーションの実践場面については，CDC の定義である，「個人が健康度を高めようと決心できるように適切な情報を提供したり，影響を与えることを目的としたコミュニケーション方略に

関する研究および実践」が実際の現場において実現されているか定かではないものの，理念の適用が可能な介入の視点について紹介する。

第1節　対人コミュニケーションの経路

　対人コミュニケーションは，ヘルスコミュニケーションにおける方法の中でも最も古くから用いられてきた経路である。対人コミュニケーションによるヘルスコミュニケーションを効果的に実施する上でコミュニケーションスキルについて理解を深めることは，重要な手がかりとなるであろう。対人コミュニケーションにおける情報の伝達過程については，Lasswell（1948（学習院大学社会学研究室訳，1985））の公式が起源として挙げられる。この公式では，コミュニケーション活動が提供者の視点から（a）誰が，（b）何について，（c）いかなる経路によって，（d）誰に対して，（e）いかなる効果をねらって，という要素により構成されることが示されている。その後発表された Shannon & Weaver（1949（植松訳，2009））のコミュニケーションモデルは，Lasswell（1948（学習院大学社会学研究室訳，1985））の公式を発展させ，2者間の相互作用にまで言及しており，現在でも各分野で引用されている。このモデルでは，対人コミュニケーションの過程が，メッセージの送り手によるメッセージの選択，言語・非言語コミュニケーションチャネルによる内容の記号化，受け手による記号化されたメッセージの読解，メッセージの受信，という連続体により説明されている。また，この伝達過程においては，ノイズと呼ばれる伝達のエラーが生じることも仮定されている。

　コミュニケーションにおいて情報を伝達する経路は，チャネル（channel）と呼ばれている。大坊（2012）は，対人コミュニケーションにおけるチャネルを図3-1のように分類している。対人コミュニケーションにおける情報の伝達では，発話の内容や意味，すなわち言語的コミュニケーションが重視されがちであるが，非言語的コミュニケーションの影響力についても熟慮する必要がある。小川（2012）は，コミュニケーションの意味理解において非言語的コミュニケーションが占める割合について検討した研究をまとめ，60

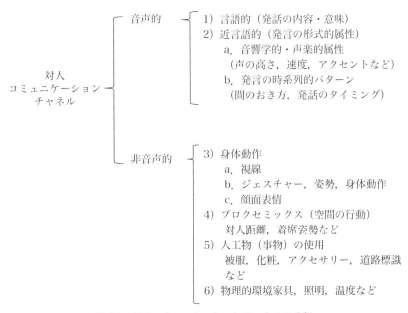

図3-1 対人コミュニケーションチャネルの分類
(注) 2) 以降が非言語的コミュニケーション。
(出所) 大坊 (2012)。

－93％であったことを報告している。こうした研究は，非言語的コミュニケーションの重要性について理解が得られるために計画されたものであるというバイアスがあるものの (小川，2012)，対人コミュニケーションを円滑に進めるための主要なチャネルであることは間違いない。特に非言語的コミュニケーションの持つ機能について，Mehrabian (1981 (西田他訳，1986)) は，(a) エンブレム：言語と同様の内容・意味伝達の機能，(b) イラストレーター：言語の内容を強調する機能，(c) アフェクトディスプレイ：感情の表現，(d) レギュレーター：相手に発話を促す，および会話を終わらせる機能，および (e) アダプター：肉体的な要求を満たす機能，を挙げている。さらに，会話を始める，問題を解決するといった対人コミュニケーションを円滑に進めるための技術であるソーシャルスキル (social skill；菊池，2004）の獲得は対人コミュニケーションによるヘルスコミュニケーションの実践において重要な点である。藤本・大坊（2007）は，対人コミュニケーションスキル，およびソーシャルスキルの基本要素，および構造を，情報の提供者の心的な側面に近位な能力から順に（a）自己統制力：欲求抑制，感情抑制，道徳観念，（b）表出系能力：表現力，自己主張，および反応系能力：読解力，他者受容，（c）関係調整力：関係重視，関係維持，意見対立対処，感情対立対処，（b）ソーシャルスキル：社会的相互作用能力，および（e）ストラテジー能力：文化・社会への交流および適応能力，といった階層構造により説明している。また，藤本・大坊（2007）では，これらの個々の要素を扱った尺度において測定されている因子を整理し，統合的なコミュニケーションスキルを測定する尺度である ENDCOREs を構成している。

第2節　マスコミュニケーションの経路

　マスコミュニケーションの経路，すなわち情報媒体を介したコミュニケーションの影響力を借りることも，効果的なヘルスコミュニケーションの実践には有益である。マスコミュニケーションとは「ある精神内容をもつ記号（メッセージ）を，機械的な媒体を通じて大量に，不特定多数の人々に伝達する過程」と定義される（武市，2009）。さらに Katz & Lazarsfeld（1955（竹内訳，1965））は，マスコミュニケーションによる情報伝達における効果的な情報提供のために考慮すべき要因として（a）対象者の情報媒体との接触・暴露，（b）使用する情報媒体の種類，（c）コミュニケーションの内容，および（d）対象者の心理的な態度，情報の優先度，を挙げている。

　マスコミュニケーションの経路による健康情報の伝達では，健康づくりの専門職従事者や研究者が情報の配信元となり冊子，ニューズレター，メール，ウェブサイトなどを用いた多くの実践が報告されている。介入による効果については，多くのシステマティックレビュー・メタアナリシスで検討がおこなわれている。たとえば，ショートメールサービス（Head et al., 2013），プ

リントメディア（Noar et al., 2007），コンピューター（Norman et al., 2007）などの情報媒体を用いた介入効果が示されており，いずれも効果量は小－中程度であることが報告されている。

マスコミュニケーションによる健康情報の伝達については，第2章第4節で取り上げた健康科学において提唱されているメディアエクスポージャー理論をはじめとして多くの理論・モデルが構築されている。ここでは，マスコミュニケーションに関する理論・モデルのうち，健康情報を伝達する上で有益な理論・モデルとして，議題設定理論（agenda-setting theory：McCombs & Shaw, 1972），マスメディアによる影響の二段階モデル（Katz & Lazarsfeld, 1955（竹内訳，1965）；McQuail & Windahl, 1981（山中・黒田訳，1989））および，イノベーション普及理論（Rogers, 2002）について触れる。

健康情報の伝達方法について焦点をあてた McCombs & Shaw（1972）の議題設定理論では，マスメディアが特定の内容について扱う際，当該情報の強調の度合いにより，受け手における当該情報の重要度の認知が影響されることを示している（McQuail & Windahl, 1981（山中・黒田訳，1989））。たとえば，たばこの害について冊子を用いて健康情報を伝達する際に，多岐にわたる不健康行動の一部として紹介するのと，特集としてたばこの害だけに焦点をあてて伝えるのでは，対象者にとって与える影響力は異なる。

一方，健康情報の普及については，情報媒体から対象者という直接的な関係に加え，情報の普及を介在する人物の存在が仮定されている。Katz & Lazarsfeld（1955（竹内訳，1965））のマスメディアによる影響の二段階モデルでは，マスコミュニケーションによる情報の伝達過程について，ラジオや印刷物といった情報媒体と対象者の直接的な関係だけでなく，図3-2に示すようなオピニオンリーダーを介在した段階的な情報の普及を想定している。同様にRogers（2002）のイノベーション普及理論では，情報の波及について，イノベーター（2.5%）：新しいものに対する興味が高く情報ネットワークとのつながりが強い人物，から初期の採択者（13.5%）：イノベーターからの影響を受けて情報を採択する人々，へと情報が渡り，これらの者に続き，

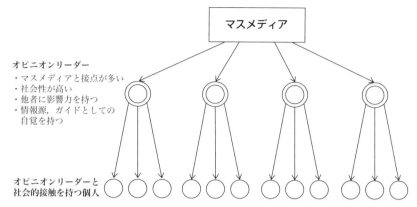

図 3-2　Katz & Lazarsfeld によるマスメディアによる影響の二段階モデル
(出所)　McQuail & Windahl（1981（山中・黒田訳，1989））をもとに作成。

　初期の大衆（34%），後期の大衆（34%），および遅れがちの人々（16%）へと情報が波及していくと説明されている。これらの理論は，情報媒体を用いた情報伝達においても，対人コミュニケーションの経路が重要であることを示しており，口頭によるコミュニケーション，いわゆる口コミ（word of mouth）による情報普及の理論的背景とも言えるであろう。

　健康情報の配信における受託可能性の高い情報媒体という側面に着目すると，通信技術が著しい発展を遂げている現代においては，インターネットなどの情報媒体を好む者も多い。たとえば，島崎他（2012a）の実施した，19－68歳を対象とする望まれる身体活動実施を促す情報提供の方法に関する調査では，上位からウェブサイト，メール，冊子，テレビ番組，ニューズレター，ポスター，新聞，雑誌，ソーシャルネットワークサービス，セミナー，本，対人コミュニケーション，DVD，回覧板，ラジオ，レシート，および野外広告板であったことが報告されている。このような調査結果からも，比較的若年層を中心として健康情報の伝達におけるマスメディアの貢献は大きいといえる。

第3節　複数のコミュニケーション経路をもちいた多要素介入

　ヘルスコミュニケーションでは，健康情報と対象者との接点を拡大させるために，単一の経路にとどまらず複数の多様な伝達経路を組み合わせて対象とする集団に対して情報提供をおこなう手法も存在する。このような介入の手法は，マスメディアキャンペーン（Bauman, & Chau, 2009），あるいはキャンペーン型介入と呼ばれ，多くの実践がなされている。たとえば，Beaudoin et al. (2007) は，介入地域のテレビ番組，ラジオ，バス広告，および電車広告において身体活動の実施や食習慣の改善に関する情報提供をおこない，地域における健康意識および健康行動の促進に対する影響を検討している。国営の介入としては，オーストラリアにおいて，ファインドサーティエブリデイ（Find Thirty every day®）という，国民の身体活動量増強を目的としたキャンペーン型介入が実施されている（Barnes et al., 2013；Leavy et al., 2013）。このキャンペーンでは，身体活動の利益，子どもを対象とした遊びの種類の紹介，成人に対する日常生活や家事の中で実施可能な身体活動やウォーキングに関する情報提供，ダンスやサイクリングといったスポーツに関する情報提供をテレビコマーシャルにおいて配信し，副次的な介入媒体としてラジオ，プリント広告，野外広告板，およびウェブサイトを用いた多要素的な介入が実施されている。

第4節　医療の専門家とのヘルスコミュニケーション

　医師が患者に対して医療情報を効果的に伝達する方略については，ヘルスコミュニケーションの初期からのテーマとして扱われてきた。医師と患者の効果的なコミュニケーションについて扱った Ong et al. (1995) の総説論文においては，医師と患者のコミュニケーションの機能について (a) 良好な対人関係の構築，(b) 疾患に関する情報の交換，および (c) 治療に関する意思決定の援助，といった機能が存在することが示されている。また，医師

のコミュニケーションスキルは，対象者の満足度，および治療に関する情報の理解を媒介し，コンプライアンスあるいはアドヒアランス，および治療効果に影響を及ぼすことが報告されている（Bartlett et al., 1984 ; Ong et al., 1995）。そのため，医師と患者間における望ましいコミュニケーションスキルについても検討がなされている。Simpson et al. (1991) は，医師が身につけるべきコミュニケーションスキルとして，(a) 能動的傾聴，(b) オープンエンドクエスチョンの使用，(c) 共感，(d) 要約，(e) 話の明確化，および (f) 交渉，といったスキルを挙げている。また，Ong et al. (1995) の総説論文においては，医師の用いるコミュニケーションの様態について，(a) 手段的コミュニケーション：治療や健康行動の方法論に関するコミュニケーション―感情的コミュニケーション：不安の緩和などの心理的な側面に対するコミュニケーション，(b) 言語的コミュニケーション：発話の内容および意味―非言語的コミュニケーション：身振り手振り，アイコンタクト，姿勢，表情など，および (c) 医学の専門用語を使用した説明―通常使用する言葉を使用した説明，の3つの次元から過去の研究を整理している。その結果，手段的―感情的，言語―非言語からは，研究が限られているものの，すべてのコミュニケーション様態を活性化させることが，患者の望ましい治療効果を導くために重要であることが示されている。さらに，疾病に関する説明においては，専門用語の使用がコミュニケーションにおいて障害となる可能性を示唆している。

　また，医療情報の伝達においても単一の情報経路にとどまらず，複数の経路を組み合わせることで患者に対して望ましい影響を与えることができる。患者教育における医療情報の効果的な伝達方法について Houts et al. (2006) の総説論文では，口頭での説明に加え，プリントメディアなどの情報媒体を組み合わせて使用することでメッセージに対する注意，内容の理解，内容の記憶，および推奨行動実施の見込みを高めることに貢献していたことが報告されている。

第5節　家族・友人とのヘルスコミュニケーション

　健康づくりに関する家族や友人との肯定的な会話（positive interpersonal discussion）は，健康行動の獲得に対して肯定的な影響を及ぼすことが知られている（Khalil & Rintamaki, 2014）。Redmond et al.（2010）は，米国で実施されている大規模調査の知見をもとに，健康的な食習慣，身体活動の実施，禁煙，マンモグラフィー検査受診，子宮頸がん健診受診，結腸がん検診受診に貢献していた健康情報の取得経路について調査をおこない，最も頻繁に活用されていた情報の取得経路が，友人や家族との会話であったことを報告している。さらに同調査研究においては，家族や友人との会話が，禁煙，マンモグラフィー検査受診，結腸がん検診受診の予測因子となっていたことも報告されている。しかしながら Khalil & Rintamaki（2014）によると，慎重に扱うべき健康に関する話題，たとえば臓器提供，避妊具の使用に関しては，家族や友人からの言葉がけが望ましくない結果を引き起こす危険性があることも示されており，家族・友人とのコミュニケーションの活性化を通じたヘルスコミュニケーションを計画する際には注意すべき点である。

　また健康づくりプログラムへの参加促進という上でも，家族や友人との会話は，重要な役割を担っていると考えられる。Withall et al.（2012）は，身体活動実施を支援するセッションへの効果的な募集の方法について検討し，1カ月目，2カ月目といった早期の募集においては，ポスターや野外広告といった情報媒体が効果的であったものの，5カ月目，6カ月目では口コミが最も有益な募集手段であったことを報告している。

　家庭内での健康情報の普及に注目した研究では，主に夫婦間のコミュニケーション，および親から子どもに対するコミュニケーション，の2つの経路が想定されている。また，これらの経路においては，ソーシャルサポートを通じた健康づくり，および家族成員の健康行動に対するモデリング（modeling：観察学習）を通じた健康づくりの影響が指摘されている。

　これまでにおこなわれている家庭内での健康づくりに関する研究では，

ソーシャルサポートの視点から得られる利点について，手段的サポート：健康情報の提供あるいは健康行動の実施に対する直接的なサポート（Ross et al, 1990；Baiocchi-Wagner & Talley, 2013），および感情的サポート：結婚による充足感に代表される家族間コミュニケーションによる肯定的な感情喚起（Ross et al., 1990；Lewis et al., 2006），の2つが想定されている。家庭内におけるソーシャルサポートによる肯定的な影響としては，家族内での健康づくりに関する会話の頻度が健康行動の予測因子となっているという報告（Baiocchi-Wagner & Talley, 2013）や，結婚満足度のような家庭における肯定的な感情喚起が良好な免疫，血管系生理指標の予測因子となっているという報告がなされている（Ross et al., 1990；Lewis et al., 2006）。

　一方，家族内の成員個人の健康行動の実施が，他の家族の健康行動に与える波及効果を理解する上では，夫婦間のヘルスコミュニケーションについて扱ったLewis et al.（2006）の総説論文において紹介されている相互依存モデルが有益であろう。Lewis et al.（2006）は，夫婦で健康づくりをおこなう利点として，(a) 当事者効果（actor effect）：自分自身に対する効果，(b) 配偶者効果（partner effect）：パートナーからのはたらきかけによる効果，および (c) 結合効果（multi-joint effect）：パートナーの行動実施により得られるモデリングやプレッシャーの効果，を挙げている。わが国においても青木（2005）が在宅高齢者の運動実施と他者からの励ましによるソーシャルサポートとの関連性を示しており，家族や友人といった親密な他者とのヘルスコミュニケーションの活性化は，介入においてもひとつの有益な視点である。これらの知見を整理すると，家庭内でのヘルスコミュニケーションが健康行動実施に及ぼす肯定的な効果については，図3-3のような経路が想定される。

第6節　地域におけるヘルスコミュニケーション

　地域における健康づくりでは，国や地方自治体によっておこなわれる政策的介入，および健康教室のような保健師をはじめとする健康づくり専門職従

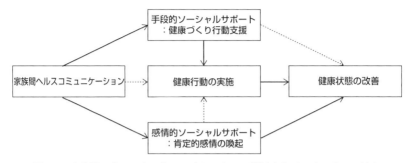

図 3-3　家族間コミュニケーション介入において期待されるアウトカムの流れ
(注)　実線は直接効果,破線は媒介効果を表している。

事者による介入が想定される。さらに,地域を対象としたヘルスコミュニケーション特有の視点としては,地域にもともと存在する人的・環境的資源を活用したヘルスコミュニケーションが考えられる。ここでは,人的資源の活用として,レイヘルスアドバイザーの利用,および,環境資源的な活用として,地域にある健康資源の活用,について紹介する。

1　レイヘルスアドバイザーの利用

レイヘルスアドバイザー (lay health advisor) とは,健康づくりの方法や情報普及の方法を特別にトレーニングされた地域の一般住民である (Moore et al., 2012)。レイヘルスアドバイザーは,地域の健康教育者 (community health educator),近隣の健康教育者 (peer health educator),コミュニティヘルスワーカー (community health worker) なども同義として扱われている。レイヘルスアドバイザーによる情報提供は,近隣を生活帯とし,地域の事情を理解した人々からの情報提供であるため,対象者にとって受託可能性が高い情報が提供可能となる (Gwede et al., 2013)。そのため,社会経済的に不利のある地域におけるヘルスコミュニケーションとしても有用であることが報告されている (Visram et al., 2014)。

レイヘルスアドバイザーは,主に (a) 地域住民に対する健康情報の提供,(b) 健康教育プログラムへの参加の促進,および (c) 健康教育プログラム

表 3-1 レイヘルスアドバイザーの役割

中核となるサービス
地域とヘルスケアシステムの橋渡し
文化に適合した利用可能性の高い情報の提供
対象となる人々のニーズに適合した情報の提供
非形式的なカウンセリングやソーシャルサポートの提供
健康・社会システムへの個人や地域のニーズの主張
基本的応急処置やスクリーニングテストの管理
個人と地域の能力を高める

(出所) Centers for Disease Control and Prevention (2012) をもとに作成。

継続のためのリマインド,といった役割を担っている (Ayala et al., 2010 ; Varvel et al., 2010)。加えて,CDC (2012) は,レイヘルスアドバイザーの役割として,表 3-1 に示すような事項を示している。

レイヘルスアドバイザーの育成を目的としたプログラムにおける教育内容として,たとえば Gwede et al. (2013) の悪性新生物の予防,および治療に貢献するレイヘルスアドバイザーの育成プログラムでは,(a) レイヘルスアドバイザーとしての役割および活動の要件,(b) コミュニケーションスキル,(c) 当該地域に適合した実際の働き方,および (d) 悪性新生物に関する知識,といった内容を教育している。

レイヘルスアドバイザーによる介入の効果については,重篤疾患の管理,生活習慣病予防,健康診査の受診,出産前のケア,感染症予防,健康資源へのアクセス改善,口腔ケア,およびメンタルヘルスの改善など,多岐にわたる健康行動において適用され,システマティックレビュー・メタアナリシスにより効果が報告されている (Ayala et al., 2010 ; Lewin et al., 2010 ; Viswanathan et al., 2010)。また,レイヘルスアドバイザーによる介入の運営においては,介入をおこなう地域と,レイヘルスアドバイザーの育成を手助けする学術組織との良好なパートナーシップの構築が効果を媒介する可能性が示唆されている。Teal et al. (2012) は,乳がん検診受診の促進を目的とするレイヘルスアドバイザーを利用した介入における質的研究の結果から,大学などの学術組織が支援する介入の成功に貢献する,地域と学術組織の

パートナーシップとして，(a) これまでに協力してきた経緯・前歴，(b) 短期的および長期的利益の共通理解，(c) 相互の能力向上に対する興味と反応，(d) 普及活動における責任と計画の共有，および (e) 学術組織による科学的根拠に基づくレイヘルスアドバイザープログラムの知識と技術の提供，を挙げている。一方，障害となるパートナーシップとしては，科学的根拠に基づくプログラムの実践に対する話し合いや共通認識の欠如，およびプログラムの継続や修正に対する意見の不一致，を挙げている。

2　地域にある健康資源の利用

わが国における地域で実施する健康づくりのガイドラインである『地域における健康日本21実践の手引き』（公益財団法人健康・体力づくり事業財団，2008）においては，対象となる人々の受け入れやすさや健康行動の実行可能性を高めるために，対象となる地域の特色を活かしたプログラムの実施を重視している。Barnidge et al. (2013) は，郊外地域におけるヘルスコミュニケーションの成功における要件について，健康づくりの専門職を対象とした調査の結果から，現在地域に存在する健康資源，たとえば運動施設，健康教室，および保健サービスの利用を活性化させることが重要であるとしている。町に存在する健康資源を有効活用させることは，プログラムにかかる費用の抑制が期待されることからも，重要な視点であるといえる。最もよくおこなわれている方法としては，階段の利用を促進する介入が挙げられる。Soler et al. (2010) の総説論文では，これまでにおこなわれてきた階段利用を促す実践について，エスカレーターやエレベーターを避けて階段を利用するように促すポスターを設置する，階段や階段の上り口部分において壁に動機づけとなるような絵を設置する，カーペットを敷く，芸術作品を設置する，および階段を上ると音楽が鳴るようにするなどの装飾を施す，といった介入の効果についてまとめている。

また，身体活動の実施を促すために既存の公園の利用を促進することを意図した取り組みなどもおこなわれている。たとえば，Derose et al. (2014) および Cohen et al. (2013) は，公園利用を促進させるために，野外広告の

設置，催し物のリストの作成，広告入りマットの設置，ウォーキングコースの標識の設置，キーホルダーなどの利用促進品の作成，および運動教室の充実，といった介入を実施し，利用者の増加を報告している。

第7節　学校におけるヘルスコミュニケーション

　学校においてヘルスコミュニケーションのプロバイダーとなる者について岩﨑（2012）は，中央教育審議会答申「子どもの心身の健康を守り，安全・安心を確保するために学校全体としての取組を進めるための方策について」に基づき，その役割について紹介している。具体的な学校保健関係者としては，表3-2に示すように（a）養護教諭，（b）保健主事，（c）学級担任・教科担任等，（d）校長・教頭等，（e）学校医・学校歯科医・学校薬剤師，（f）スクールカウンセラー，および（g）学校保健を担当する指導主事，を挙げている。

1　養護教諭の役割

　養護教諭は，学校におけるヘルスコミュニケーションにおいて中核的な役割を担う。文部科学省（2009）の示す養護教諭の職務内容は，（a）学校保健情報の把握，（b）保健指導・保健学習，（c）救急処置・救急体制の整備，（d）日常的な健康相談活動，（e）健康診査と結果に基づく健康相談，（f）学校環境衛生の整備，（g）学校保健に関する各種計画・活動・運営，（h）伝染病の予防，および（i）保健室の運営，と多岐にわたる。養護教諭への相談内容について調査をおこなった今野（2005）は，養護教諭への相談内容が，恋愛，家族，友人関係といった生活面の問題から，喫煙，アルコール，薬物，ダイエットといった健康行動に関する問題まで多岐にわたることを報告している。そのため，養護教諭には，健康行動と健康との関係のみならず，生活面と健康との関連といった幅広い知識，および多様な児童・生徒に対応するコミュニケーションスキルが求められる。

表 3-2　学校におけるヘルスコミュニケーションのプロバイダー

役職	役割
養護教諭	・校内外の関係者との連携におけるコーディネーター ・学校において保健センター的役割を担う保健室経営の充実 ・養護教諭の職務（保健管理，保健教育，健康相談活動，保健室経営，保健組織活動）
保健主事	・学校における保健に関する活動の調整 ・すべての教職員が学校保健活動に関心を持ち，それぞれの役割を円滑に遂行できるような指導および助言
学級担任・教科担任等	・健康観察，保健指導，学校環境衛生の日常的な点検の実施 ・学級担任，保健体育教諭，養護教諭などが連携した保健学習の実施
校長・教頭等	・学校保健を重視した学校経営 ・健康に関する危機管理 ・学校内および地域社会における組織体制づくりおよびリーダー的役割
学校医・学校歯科医・学校薬剤師	・学校と地域の医療機関とのつなぎ役 ・専門的な立場からの保健指導 ・疾病予防，学校保健委員会への参画
スクールカウンセラー	・個別面接 ・教職員へのコンサルテーション ・校内組織への参画および教職員との共通理解の構築 ・地域の専門機関との連携推進
学校保健を担当する指導主事	・各学校の状況の適切な把握 ・改善のための指導・助言 ・地域学校保健委員会や学校保健委員会などの組織づくりおよび活性化

(出所)　岩﨑（2012）をもとに作成。

2　保健授業としてのヘルスコミュニケーション

　授業における保健学習は，義務教育の中ですべての国民が教育を受ける，青少年を対象としたわが国最大級のポピュレーションアプローチによるヘルスコミュニケーションのひとつであると言っても過言ではないであろう。授業における保健学習を通じたヘルスコミュニケーションの特徴は，学習指導要領によりコミュニケーションの内容が一律的かつ明確に定められている点が挙げられる。たとえば，「中学校学習指導要領解説　保健体育編」（文部科学省，2015）では，健康な生活と疾病の予防について学習すべき内容を図3-4のように示している。しかしながら，内容は一律であっても，内容を伝

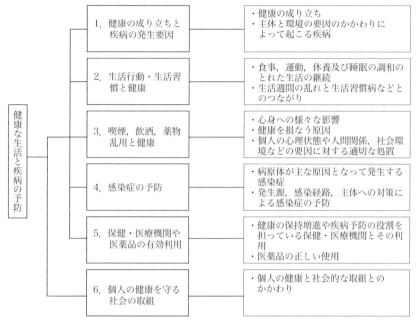

図 3-4　学習指導要領で規定されている保健学習の内容の例
(出所)　文部科学省（2015）。

えるための教科書の体裁，すなわちコミュニケーションの方法については，各出版社が工夫を凝らしており，どれも魅力ある情報媒体になっている（たとえば，和唐他，2015；戸田他，2015）。

　授業における保健学習を通じた健康づくりに関する学習について重要性を感じている児童・生徒の割合は，小学校，中学校，および高等学校でいずれも 80―90％ であり非常に高いことが報告されている（財団法人日本学校保健会，2009a；2009b；2010）。加えてこの傾向は，保護者においても同様の傾向であることが示されており，保健学習を通じた健康づくりに関する知識や技術の獲得に対する期待の高さがうかがえる。一方，中学校においては，授業における保健学習で学んだ内容を実生活での思考や工夫に活かすことのできた生徒の割合が，全体の 20―40％ にとどまったことが報告されており

(財団法人日本学校保健会，2009b），授業を担当する保健体育教員においても健康行動変容の視点を持ったヘルスコミュニケーションとしての保健学習を計画する必要性があると考えられる。

3　部活動と健康

部活動は，生徒の自由意志のもと参加決定がなされ，スポーツや文化，および科学等に親しみ，学習意欲の向上や責任感，連体感を養うことに資するものであり，教育課程との関連が図られるよう留意された活動である（文部科学省，2016）。特に運動部活動への参加は，体力の向上や健康の増進への効果が期待されている（文部科学省，2013）。当然ながら部活動における健康の位置づけは，「健康になるために運動部活動をおこなう」わけではなく，「生徒の自主的な意思のもと運動部活動に参加した結果，身体活動量の増強，規則的な生活習慣の確立といった副次的な恩恵が得られ，結果的に健康になる」という論理である。そのため，本書のヘルスコミュニケーションの本質的な議論からは外れるものの，本来であれば健康の保持増進に寄与する役割のある部活動への参加，あるいはそれを支援する部活動の指導者が，生徒の心身の健康を害してしまうこともある。

部活動においては，過度な勝利・パフォーマンス至上主義や，健康面への配慮を欠いた長時間の練習，指導者や部内の友人とのコミュニケーションの問題が，生徒の心身の健康状態を悪化させる要因ともなり得る。渋倉（2001）は，高等学校運動部員にとっての部活動ストレスの要因となるストレッサーについて検討し，(a) 指導者：指導者の考えが自分の考えと合わない等，(b) 練習時間：練習時間が長い等，(c) 競技力：自分の競技能力が低いと感じる等，(d) 仲間：他の部員と気が合わない等，および (e) 怪我・病気：怪我や病気で練習に出られない等，を挙げている。また，部活動における指導者との不協和が，抑うつ・不安，不機嫌・怒り，焦燥感，および無気力感，に寄与していることが報告されている。そのため，指導者は，スポーツ技術の指導のためのみならず，生徒のこころの健康の保持・増進のためにもコミュニケーションスキルを高める必要がある。

表 3-3　練習における指導者の言葉がけに対する選手の評価

	順位	動機づけとなった言葉がけ	やる気をなくしてしまった言葉がけ
上手くいかなかったとき	1	手がかりとなる助言	非難，否定
	2	肯定的・ポジティブな言動	失望，ネガティブな言動
	3	気持ちの切り替え	ミスの責め立て
	4	慰労，良い所の評価	罰，脅し文句
	5		暴言，けなし，怒鳴り
	6		結果のみの評価
上手くいったとき	1	称賛	非難，否定
	2	激励，ポジティブな言動	不満，失望，ネガティブな言動
	3	承認，肯定する言動	暴言
	4	手がかりとなる助言	悪い所の指摘
	5		コメントなし，無視
	6		結果のみの評価

(出所)　植田・黒須 (2008) をもとに作成。

　こころの健康の保持・増進に貢献すると考えられる，運動部活動指導者の望ましい言語的コミュニケーションについて植田・黒須 (2008) は，プレー後の指導者による言語的なコミュニケーションについて，動機づけとなったもの，やる気をなくしたものについて調査をおこない，表 3-3 に示すようなコミュニケーションの内容を明らかにしている。一方，非言語的コミュニケーションについて，島崎・吉川 (2012) および Shimazaki & Kikkawa (2015) は，指導者の用いる非言語的コミュニケーションに対して選手が抱く印象について調査をおこない，否定的・肯定的な印象を与える非言語的コミュニケーションを抽出している（表 3-4）。また，これらの表出頻度は，指導者のコーチングに対する評価に大きな影響を与えていることを明らかにしている。

　なお，文化・科学に関する活動をおこなう部活動を対象とする心身の健康増進に着目した研究はほとんど見当たらないものの，こころの健康増進に関しては，近似した構造が予想される。

4　教員の健康

　さらに余談にはなるが，教員は，健康情報の提供者でありながら，健康を

表3-4　指導者の用いる非言語的コミュニケーション

項　目	項　目
否定的な非言語的コミュニケーション	**肯定的な非言語的コミュニケーション**
選手を見下ろしながら話す	選手の手に触れる
後頭部で手を組む	選手の肩に触れる
横目遣いに見る	選手の背中に触れる
声が小さい	選手の頭に触れる
背中を丸めている	はっきり発音する
ポケットに手を入れる	にこにこ笑う
足を踏み鳴らす	向き合いながら話す
目線をそらす	ガッツポーズをする
足を組む	握手をする
ほお杖をついて座る	ジェスチャーを交えて説明する
上半身を後ろに反り，いすに浅く座る	隣り合い，目線を共有しながら話す
手を首に当てる	ほほえむ
手で口を覆う	選手の目を見て話す
硬い口調で話す	うなずく
沈黙がある	身を乗り出して話を聞く
目を吊り上げる	腕を伸ばせば，触れ合える距離で話す
足を広げて座っている	身を乗り出して説明する
眉間にしわを寄せる	拍手をする
表情を変えない	声を出して笑う
てのひらを上に向けて両腕を広げる	身体が触れるくらいの距離で話す
	技術のまねをする
	声が大きい

（出所）　島崎・吉川（2012）をもとに作成。

害する危険性の高い職業のひとつであるともいえる。厚生労働省（2013）の実施した平成22年3月の新規大学卒業者の産業別卒業後3年以内の離職率に関する調査において，教育・学習支援業の離職率は，全体で2番目に高い48.9％であった。さらに，健康上の問題で休職する教員の半数以上が精神疾患であることも報告されている（貝川，2009）。教員のバーンアウト（burnout：燃え尽き症候群）に影響を及ぼす職業ストレッサーについては，(a) 職務内容に由来するもの，(b) 組織内での役割，(c) 職務遂行上の人間関係，(d) キャリア発達に起因するもの，(e) 組織の構造および風土，および (f) 家庭と仕事に共通する問題，といった多岐にわたる要因が挙げられている（高木・田中，2003）。本来，教員は，児童・生徒の健康づくり

を意図してコミュニケーションをとる学校でのヘルスコミュニケーションにおける中核的な役割を担う存在である。しかしながら，業務過多や児童・生徒とのコミュニケーションが円滑に進まない場合，健康情報の提供者となるべき教員自身が健康を害してしまう危険性が高いという現実がある。

第8節　職域におけるヘルスコミュニケーション

　企業における健康増進では，その他の場面と同様に，心身の健康の保持・増進という一次予防的な目標に加え，早期発見・早期治療を意図した二次予防，問題が起きた際の復職支援といった三次予防も重視されている。企業におけるヘルスコミュニケーションにおいて特異的な点としては，経済産業省（2016）の提唱する「健康経営」に代表されるように，事業主の実施する施策の水準で議論されることも多い点が挙げられるであろう。これは，労働環境という労働者自身がコントロールできない要因が最も健康状態に影響を与える要因のひとつであり，労働者の仕事の能率を媒介して企業の利益にも大きな影響を及ぼしているためであると考えられる。

　労働者を取り巻く健康情報の提供者を図3-5に示す。労働者の健康の保持・増進においては，企業・事業場からの支援はもちろんのこと，家庭や地域からの支援も鍵となる。

　職場における一次予防では，ワークライフバランスやワークエンゲイジメントといった内容が扱われることが多い。

　ワークライフバランスとは，仕事と生活の調和を意味している（内閣府, 2015a）。内閣府（2015b）は，ワークライフバランスがとれた社会を，「国民一人ひとりがやりがいや充実感を感じながら働き，仕事上の責任を果たすとともに，家庭や地域生活などにおいても，子育て期，中高年期といった人生の各段階に応じて多様な生き方が選択・実現できる社会」と定義している。ワークライフバランスの先行因子となる要因について島津（2014）は，過去のメタアナリシスの結果をもとに，仕事から家庭に負の影響を与える要因として量的負担・情緒的負担といった仕事の負担，正の影響を与える要因とし

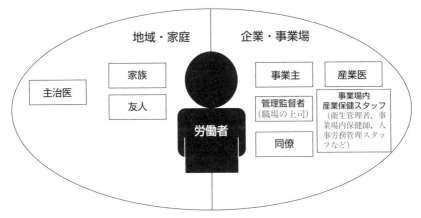

図 3-5　労働者に対する健康情報の提供者
(出所)　川上 (2015) および厚生労働省・中央労働災害防止協会 (2010) をもとに作成。

て職場での裁量権やサポートといった仕事の資源を挙げている。また，家庭から仕事に対しても，家庭での量的・情緒的負担が負の影響を，家庭での裁量権やサポートが正の影響を与える可能性を報告している。そのため，職場においても家庭においても，労働者が，裁量権を持ち適切なソーシャルサポートを得られる環境整備が心身の健康増進にも貢献する可能性がある。

一方，ワークエンゲイジメントについて川上 (2015) は，「仕事に誇り（やりがい）を感じ，仕事に熱心に取り組み，仕事から活力を得て生き生きしている状態」と定義している。また，その構成概念について，仕事に対する熱意，没頭，活力，といった因子を挙げている。また，島津 (2015) は，欧米における研究の知見をもとに，ワークエンゲイジメントを高める仕事の資源として，(a) 仕事の出来栄えについて上司からフィードバックがある，(b) 上司や同僚から支援されている，(c) 仕事に自立性がある，(d) 革新的な風土で仕事をしている，(e) 組織から適切な報酬と承認を受けている，および (f) 組織の価値と個人の価値が一致している，といった要因を挙げている。加えて，個人の資源として，(a) 積極的な問題対処の姿勢，(b) 自己効力感，(c) 組織での自尊心，(d) 楽観性，および (e) レジリエンス

(resilience：ストレスからの回復力) といった要因を挙げている。これらの内容は，職場という状況に特異的なヘルスコミュニケーションの内容となり得るであろう。

　一方で，企業・事業場は，早期発見・早期治療，および復職支援といった二次・三次予防的な施策を企業内で準備する必要性も指摘されている。たとえば，わが国では，2015年12月より国家水準でのメンタルヘルス問題に対する二次予防的施策として，労働者が50人以上の企業・事業場におけるストレスチェックを義務化している（厚生労働省，2016）。また，厚生労働省・中央労働災害防止協会（2010）は，こころの健康問題により休業した労働者の職場復帰支援の手引きを作成し，企業に対して復職支援環境の充実を促している。具体的な職場復帰支援の流れとしては，(a) 病気休業開始および休業中のケア，(b) 主治医による復職復帰可能性の判断，(c) 職場復帰の可否の判断および職場復帰プランの作成，(d) 最終的な職場復帰の決定，(e) 職場復帰，および (f) 職場復帰後のフォローアップ，といった段階的な支援を推奨している（図3-6）。

　このような予防の各水準での健康管理施策を経営的な視点で捉え，企業理念に組み込んで戦略的に企業単位で実施することは，健康経営と呼ばれている（経済産業省，2016）。健康経営という視点で従業員への健康に対する支援をおこなうことは，従業員の活力向上や生産性の向上等の組織の活性化をもたらし，結果的に業績向上や株価向上につながることが期待されている（経済産業省，2016）。一方で，自社でヘルスコミュニケーション施策をおこなっていくことの困難な中小企業では，全国健康保険協会が中心となり，保険者が事業主と共同で従業員の健康づくりを支援するコラボヘルスといった取り組みもなされている（宝珠山，2015）。

第9節　プロバイダー教育

　ヘルスコミュニケーションが展開される場面により，健康情報の提供者や求められる支援の内容は異なるものの，健康情報の提供者となる者は，個々

第3章 ヘルスコミュニケーションの方法と実際 | 051

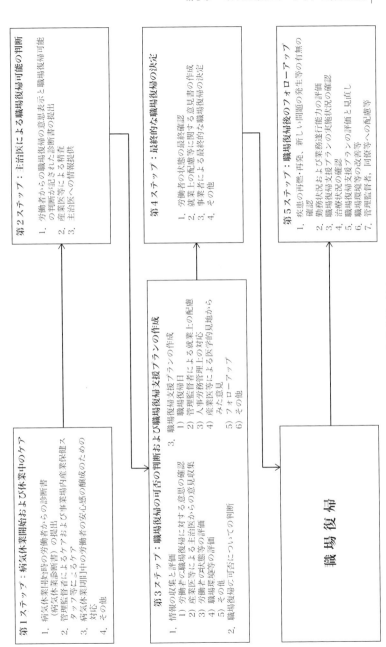

図3-6 復職支援の流れ

(出所) 厚生労働省・中央労働災害防止協会 (2010) をもとに作成。

のコミュニケーションスキルを高める必要がある。たとえば，代表的なコミュニケーションの技法としては，カウンセリング (Akers et al., 2012；Anderssen et al., 2007；Dornelas et al., 1998)，コーチング (Hersey et al., 2012)，および動機づけ面接法 (Rollnick & Miller, 1995) が挙げられている。そのため，健康情報の提供者に対して教育をおこなう介入である，プロバイダー教育，あるいはプロバイダートレーニングと呼ばれる取り組みも盛んにおこなわれている。Randolph et al. (2012) は，プロバイダー教育を「健康情報の提供者のコミュニケーション方法，および対象者に対する情報提供方法の改善を目的とした方略」と定義している。Jacobson & Gance-Cleveland (2011) の総説論文では，子どもの肥満予防に関するプロバイダー教育の内容について，慢性疾患ケアモデル (Chronic care model) をもとに評価をおこなっている。その結果，実際に行われていたプロバイダー教育を，(a) セルフマネジメントサポート：動機づけ面接法のような手法を用い，子どもと家族の健康に関する知識や管理方法の育成，(b) 意思決定サポート：エビデンスに基づく指導の実践に関する教育，(c) 情報配信方法の再検討：対象者に適合した情報の配信に関する教育，および (d) 臨床情報システムの活用：データによる評価と活用に対する教育，を挙げている。このような取り組みは，レイヘルスアドバイザーの育成をはじめとする主に一次予防のプロバイダー養成にとどまらず，医師をはじめとした専門家の研修としても実施されている (Simpson et al., 1991)。たとえば，Roter et al. (1998) は，医師のコミュニケーションスキルの向上を目的とするオーディオテープを用いた介入をおこない，医師から患者に対するコミュニケーション頻度の増加が確認されたことを報告している。さらに McCallum et al. (2005) は，一般開業医による子どもの肥満予防に対する介入の実施に先立ち，開業医を対象として，行動変容に関連する理論・モデルに関する教育，ディスカッション，およびロールプレイにより構成される3度のトレーニングセッションをおこなった事例なども報告されている。

第 2 部

▼

ヘルスコミュニケーションプログラムの開発と評価

第4章
ヘルスコミュニケーション介入の準備

　ヘルスコミュニケーションプログラムの基本的な枠組みについては，O' Sullivan et al. (2003)，公益財団法人健康・体力づくり事業財団 (2008)，U. S. National Cancer Institute (2004（高橋他監訳，2008))，および岡 (2008)，といった手引書において解説されている。なかでも CDC (2011) は，ヘルスコミュニケーションプログラム実施の過程について，表4-1に示すような段階を示している。これらの資料を鑑みると，ヘルスコミュニケーションには，計画 (Plan)，実行 (Do)，評価 (Check)，および改善 (Act) の一連の流れが想定されている。そのため，ヘルスコミュニケーションプログラムの基本的な枠組みは，いわゆる PDCA サイクルをもって解釈することができるであろう (図4-1)。

　第4章では，ヘルスコミュニケーションを展開するにあたっての計画と準備の段階における要件について紹介したい。

第1節　機関との連携・パートナーシップの構築

　ヘルスコミュニケーションのプログラムを開発する際には，対象者の生活体や所属する集団と適合した情報を，認知される可能性の高い経路により提供することでプログラムの効果が高まることが報告されている (Ferney et al., 2009)。そのため，学校，企業，病院，地域などで介入をおこなう研究・学術団体は，プログラムの開発に先立って対象者，あるいは対象とする集団

表4-1 ヘルスコミュニケーションプログラムの実施過程

段階	要件
1	背景の分析と問題の定義
2	コミュニケーションの目的の決定
3	対象者あるいは対象となる集団の分析
4	メッセージの構想と事前試行
5	コミュニケーションチャネル（経路）の選択
6	使用するメッセージや情報媒体の選択，開発，事前試行
7	情報を普及させる計画の立案
8	ヘルスコミュニケーションの実行と過程の評価
9	主要評価項目および成果の評価

（出所） CDC（2011）をもとに作成。

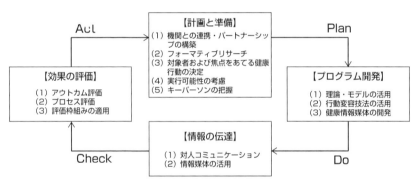

図4-1 ヘルスコミュニケーションの手順と各段階における要件

に適合したプログラムを提供するために対象者との接点がある関連機関とパートナーシップを築いておくことが重要である。たとえば地域におけるヘルスコミュニケーションプログラムの実践においては，健康情報の提供者が，非営利組織，プライベートセクター，政府，地域コミュニティ，および地域住民ボランティアとの連携・パートナーシップを構築することにより対象者に適合した健康情報の媒体の開発，および普及の提供が可能となる（Cheng et al., 2011）。

表4-2 フォーマティブリサーチを実施する目的

- 健康情報を開発するために必要な対象者あるいは対象集団の情報を収集する
- 介入の目標となるターゲット行動を明らかにする
- 健康行動や健康づくりに対する,対象者あるいは対象集団の知識水準を評価する
- コミュニケーションを効果的におこなえるように適切な情報伝達の経路(冊子,電話,健康教室など)を調べる
- 住民や対象者とのラポール(信頼関係)を構築する
- 対象となる地域における健康や病気についての思考形態を理解する

(出所) 竹中 (2012) をもとに作成。

第2節 フォーマティブリサーチ

　地域における健康づくり施策の指針である「地域における健康日本21実践の手引き」(公益財団法人健康・体力づくり事業財団,2008) では,地域におけるヘルスコミュニケーションプログラムの開発に先立ち,地域の特色,住民の健康状態,地域の社会的資源など,対象者の健康行動実施に関連する情報の把握が重視されている。このような,プログラムの開発に必要な情報の獲得を目的とする対象集団および対象者への事前調査は,総称してフォーマティブリサーチ (formative research) と呼ばれている。竹中 (2012) は,フォーマティブリサーチを実施する目的として,表4-2のような内容を挙げている。また,Bauman et al. (2006) は,フォーマティブリサーチを実施する意義として,(a) プログラムの目的を明確にすることができる,(b) プログラムの目的を達成するために介入実施者がどのような介入方略を開発すべきかを知ることができる,および (c) 対象者の要望や状態の把握によりキャンペーンと対象者の関連性を高めて説得力を増すことができる,という点を挙げている。Bauman & Chau (2009) は,質問紙を用いた量的調査,および小集団に対するインタビュー調査の方法であるフォーカスグループインタビュー (focus group interview) などの質的調査の両者を用いたフォーマティブリサーチに基づくプログラムの開発を推奨している。

　わが国では,職場における減量プログラムの実践 (玉浦他,2010),特定

健康診査の受診を促進する取り組み（武田他，2011），および地域における健康増進介入（島崎他，2012b）においてフォーマティブリサーチに基づく健康づくり介入の試みが報告されている。

第3節　対象者および焦点をあてる健康行動の決定

　フォーマティブリサーチにより得られた知見の吟味を終えると，対象者あるいは対象集団の現状に合わせ，(a) 課題となっている健康問題および推奨すべき健康行動は何か，(b) どの予防段階について扱うか，(c) 影響を与える対象は誰か，あるいは何か，および (d) 対象の規模をどのくらいに設定するか，を決定する段階となる。特に影響を与える対象や規模とその影響力について理解する上では，社会生態学的モデル（Green et al, 1996）が手助けとなるであろう。たとえばSallis et al.（2008）によると，肥満の自己管理能力を高めることを意図したヘルスコミュニケーションをおこなう際には，個人の能力を高めるという単一の水準からではなく，家族や友人といった近隣の小集団，学校や職場のような組織，ひいては国家や地方公共団体からといったように複数の水準からはたらきかけることの必要性を指摘している。社会生態学的モデルによると，図4-2に示すようにより大きな水準からの介入は，はたらきかけた水準より小さい水準に対しても間接的に影響力を有するとされている。しかしながら実際には，次節で紹介する予算，人的資源，および情報提供者の職業的地位といった実行可能性の問題があり，大きな水準から介入を実施できるか否かについては，これらの要素に依存するところが大きい。実際の介入では，集団や組織よりも小さい水準での実践が多い。

第4節　実行可能性の考慮

　ヘルスコミュニケーションプログラムの開発において，対象者，および焦点をあてる健康行動と併せて考慮すべき要件として竹中（2008）は，提供者

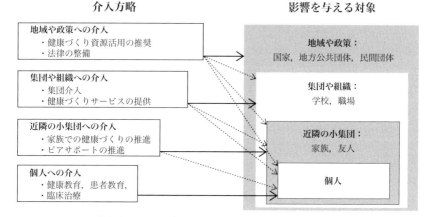

図 4-2　社会生態学的モデルを応用したヘルスコミュニケーションの例
（注）　破線のパスは，間接的な影響を示す。
（出所）　Sallis et al.（2008）をもとに作成。

側の視点から，予算や人的資源といったヘルスコミュニケーションの実行可能性（feasibility）を挙げている。たとえば，Barnidge et al.（2013）は，郊外地域での介入の実施を阻害する要因について，(a) 人口学的な問題：税収の少なさ，専門家のような人的資源のなさ，(b) 文化的問題：健康に対する優先順位の低さ，郊外という文脈，既存の健康づくり支援環境の少なさ，および (c) リーダーの問題：地域の上層部に属する人々が変化を期待していない，といった要因を挙げている。プログラムの開発においては，このような実施を妨げる要因を考慮し，実行可能な計画，および成果の評価，を検討する必要がある。

　なお，ここでいう実行可能性（feasibility）は，パイロットスタディとともに介入に先立つ事前研究として重視されるフィージビリティスタディ（feasibility study）とは異なるものである。ここでは，実行可能性について，計画したプログラムを，対象地域，団体において予算や人的資源の視点から実践可能か否かを示す概念として使用している。介入前におけるフィージビリティスタディについては，第 7 章第 7 節「事前試行の実施」を参照されたい。

第5節　キーパーソンの把握

　対象となる集団において効果的に健康情報を普及させるためには，事前に影響力を持つ人物を特定し，その人物を中心として情報を波及させることが鍵となる。このようなキーパーソン（key person）となる人物は，イノベーター（innovator：Rogers, 2002），ステークホルダー（stakeholder：Owen et al., 2006），あるいはインフルエンサー（influencer：鎌田，2013）とも呼ばれている。

　キーパーソンの識別の必要性に関する理論的背景については，第3章第2節にて紹介したマスコミュニケーションによる情報伝達の諸理論があてはまる。キーパーソンの識別方法について，鎌田（2013）は，Valente & Pumpuang（2007）の影響力がある人を見つける10の方法をもとに (a) 有名人の起用，(b) ボランティアの起用，(c) リーダーシップ尺度を用いた調査に基づくリーダーシップの高い者の選定，(d) 専門スタッフによる集団における人物観察に基づく選定，(e) リーダーシップを発揮する役職の者（聖職者，役人など）の起用，(f) 集団内の博識な人物による選定，(g) 訓練された民族史学者の観察による選定，(h) 聞き取り調査による選定，(i) 無作為調査により多く名前が挙がった住民の選定，および (j) 全数調査により多く名前が挙がった住民の選定，といった選定方法を示している。

第5章
ヘルスコミュニケーションの理論・モデル

　ヘルスコミュニケーションの実践においては，効果的に健康行動変容を支援するためにさまざまな学問領域で確立された理論・モデルの適用が推奨されている（CDC, 2011；Schiavo, 2007；U.S. Department of Health & Human Services, 1999）。従来，健康科学分野では，プリシード・プロシードモデル（precede-proceed model：Green & Kreuter, 1991（神馬他訳，1997））や慢性疾患ケアモデル（chronic care model：Wagner et al., 1996）といった，健康教育や保健医療モデルが用いられてきた。一方，ヘルスコミュニケーションにおける理論・モデルの活用は，非常に学際的であるといえる。Schiavo (2007) は，効果的なヘルスコミュニケーションの実践において，行動科学，社会科学，マスコミュニケーション理論，ソーシャルマーケティング，医療モデル，社会学，および人類学といった多様な学問分野の理論・モデルを用いることの重要性を指摘している。

　そもそも，理論・モデルとは，「ある断片や事実を図表の形態で意図的に単純化して記述したもの」であり，万能なモデルは存在しない（McQuail & Windahl, 1981（山中・黒田訳, 1989））。ヘルスコミュニケーションの実践においてどの理論・モデルを適用するのか判断するためには，それぞれの特徴を把握しておく必要がある。表5-1にヘルスコミュニケーションで活用される代表的な理論・モデルの特徴を示す。たとえば，社会的認知理論（Bandura, 1991）や計画的行動理論（Ajzen, 1991）は，人間の行動の先行因子となる心理・社会的変数についてモデル化したものであり，ヘルスコ

表5-1　ヘルスコミュニケーションで活用されている代表的な理論・モデル

理論・モデル	理論・モデルの特徴
社会的認知理論 セルフエフィカシー 健康信念モデル 計画的行動理論 ヘルスアクションプロセスアプローチ	行動の先行因子となる心理的変数に関する理論・モデル
トランスセオレティカルモデル	行動の変容過程を示した理論・モデル
ソーシャルマーケティング	情報媒体の開発から普及までを統合的に扱った理論・モデル
スモールチェンジ方略	情報提供の内容に関する理論・モデル

ミュニケーション介入に用いる情報媒体の作成や介入による心理面の変容の評価において手がかりとなる。一方，ソーシャルマーケティング（Kotler & Lee, 2008；Luca & Suggs, 2010）は，介入媒体の開発から普及までを統合的に扱った理論・モデルであり，ヘルスコミュニケーションの計画において主要な理論・モデルのひとつである。

　第5章では，効果的なヘルスコミュニケーションの実践を支える理論・モデルのうち，実践においてよく用いられるものについて簡略的に紹介する。

第1節　社会的認知理論

　Bandura（1999；2001）の提唱する社会的認知理論は，図5-1に示すように，人間の認知（考え方），行動，および環境が相互に影響を及ぼし合い，それぞれ構成要素の決定因子となり得ること示した，代表的な社会心理学のモデルのひとつである。実際の介入においては，認知面へのアプローチとして健康行動実践の見込み感であるセルフエフィカシーの向上を意図した情報提供，他者の望ましい行動の観察学習（モデリング：modeling）といった方法が考えられる。行動面へのアプローチとしては，健康教室に参加させ，一律に運動・スポーツをおこなわせる方法が考えられる。また，環境面へのアプローチとしては，健康行動をおこないやすい環境の整備が挙げられる。

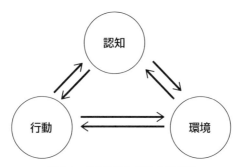

図 5-1　社会的認知理論の概念図
(出所)　Bandura（1999）をもとに著者作成。

　このように社会的認知理論は，具体的な介入の方法が考案しやすいため，ヘルスコミュニケーション介入において中核的な理論・モデルとして据えられることが多い（竹中, 2005）。

第2節　セルフエフィカシー

　セルフエフィカシーとは，「ある具体的な状況で，ある課題に対して適切な行動を成功裡に遂行できるという予測および確信のことであり，ある課題の達成をつくり出すのに必要となる一連の行動をまとめたり，実行したりするその人の能力に関する信念」と定義されている（Bandura, 1977 ; 竹中・上地, 2002）。すなわち，セルフエフィカシーは，課題（ここでは，健康行動）の遂行に対する自信，あるいは課題を達成できる見込み感を指す概念である。セルフエフィカシーは，健康行動の開始，および継続の予測因子として，多岐にわたる健康行動変容プログラムに適用されている。健康行動変容におけるセルフエフィカシーの基本的な考え方としては，結果予期：健康行動の実施により期待される成果の見通し，および効力予期：成果を得るために必要な健康行動の実行可能性に対する見通し，が健康行動実施の予測因子として捉えられている（竹中・上地, 2002）。

　セルフエフィカシーの種類としては，課題セルフエフィカシー：対象とな

る課題を遂行できる見込み感,およびバリアセルフエフィカシー:対象となる課題の遂行を妨げる要因を克服して課題を達成できる見込み感,が一般的によく用いられている(Rogers et al., 2006)。近年では,後述するヘルスアクションプロセスアプローチ(Schwarzer, 1992;2008;2014)で用いられている,継続セルフエフィカシー:対象となる課題を継続的に実施できる見込み感,なども用いられている。

セルフエフィカシーは,(a)遂行行動の達成:対象となる健康行動の実施による成功・失敗体験,(b)代理的体験:対象となる健康行動を実践している他者の観察,(c)言語的説得:対象となる健康行動に関連する情報の取得や言語的支援,および(d)生理・情動的喚起:対象となる健康行動の遂行により得られる心理・身体的な変化の認知,を情報源としている(前場,2012)。そのためセルフエフィカシーの向上を意図したプログラムでは,これらの情報源に即した情報媒体の作成,あるいは対人コミュニケーションによる支援が必要となる。

第3節 トランスセオレティカルモデル

Prochaska & DiClemente(1992)により提唱されたトランスセオレティカルモデルでは,対象者の健康行動実施に対する心理・行動的な準備段階,すなわちレディネスにより異なる支援が推奨されている。わが国では,ヘルスコミュニケーションの実践において最も活用されている理論・モデルといっても過言ではないであろう。

トランスセオレティカルモデルでは,第1章第4節でも紹介したように対象者の健康行動実施に対するレディネスを(a)前熟考:健康行動を実施していない上に今後も実施する意志がない,(b)熟考:現在健康行動を実施していないが今後6カ月以内に開始する意志がある,(c)準備:現在健康行動を実施しているが定期的でない,(d)実行:現在定期的に健康行動を実施しているが開始してから6カ月以内である,および(e)維持:現在定期的に健康行動を実施しており開始してから6カ月以上経過している,

の5つの段階，あるいは (f) 完了：健康行動を5年以上継続している，を加えた6つの段階に大別している (Burbank & Riebe, 2002 (竹中監訳，2005) ; 岡, 2000)。さらに，前熟考，熟考，および準備は，不健康行動の停止，および獲得すべき健康行動を開始させるための動機づけを共通の課題としていることから健康行動初期と区別されている。一方，実行，および維持ステージは，健康行動の継続・習慣化，およびステージの逆戻り防止を共通の課題としていることから健康行動後期と定義されている(竹中, 2004)。

トランスセオレティカルモデルは，前述した対象者の健康行動の実施に対するレディネスにより対象者をステージに分類する変容ステージ理論を中核的な理論とし，行動変容を促進するための具体的な方略を示した変容プロセス理論 (Burbank et al., 2000)，行動の実施を恩恵感，負担感により説明している意思決定バランス理論 (Prochaska et al., 1992)，および健康行動の遂行可能性に対する自信，あるいは見込み感を表すセルフエフィカシー (Bandura, 1977)，の4つの理論により構成されている。以下に，変容プロセス理論，および意思決定バランス理論について概説する。

1 変容プロセス理論

Burbank et al. (2000)，および竹中 (2004) の推奨する変容プロセス理論では，対象者の行動変容を促す過程に貢献する方略として10の方略を示している (表5-2)。さらに竹中 (2004) は，それらの10の方略を，認知的方略：対象者の知識や考え方など認知的側面に対するはたらきかけ，および行動的方略：対象者の行動的側面に対するはたらきかけ，に要約している。また，介入においては，健康行動初期の対象者に対して認知的方略，健康行動後期の対象者に対して行動的方略を重視した介入方略が有用であると指摘している。

2 意思決定バランス理論

意思決定バランス理論とは，健康行動の実践を，行動の実施により得られる恩恵感 (Pros)，および行動の実施に対する負担感 (Cons) により予測可

表5-2 変容のプロセス理論に基づく介入方略

方略	内容
認知的方略	
意識の高揚	健康行動，および不健康行動に関する理解の促進
ドラマティック・リリーフ	危機感情を伴う不健康行動の実施による不利益の理解の促進
自己再評価	健康行動の実施による価値に対する理解の促進
環境的再評価	自身の健康行動が周囲の環境や人々に与える影響に対する理解の促進
社会的解放	一般社会における健康行動実施に対する認識理解の促進
行動的方略	
反対条件づけ	不健康行動の代替となる行動実施の支援
援助関係	自身の健康行動実施を支援する周囲の人たちからの援助を求める行動の推奨
強化マネジメント	健康行動の実施に対する報酬の用意，および負の強化を引き起こす要因の除去
自己解放	健康行動の実施に正の影響を与えることを意図した行動計画の宣言
刺激コントロール	健康行動の引き金となる合図，あるいはきっかけの設定

(出所) 竹中（2004）をもとに著者作成。

能であることを示した理論である（Burbank & Riebe, 2002（竹中監訳, 2005））。トランスセオレティカルモデルにおいては, Prochaska et al. (1992) が, 12の健康行動変容ステージと意思決定バランスとの関連性について検討し, いずれの健康行動においてもステージの進行に伴う恩恵感の向上, および負担感の低下が確認されている。

第4節 計画的行動理論

Ajzen (1991) の提唱する計画的行動理論（the theory of planned behavior）は, 人間が行動を生起させるまでの心理的な過程をモデル化したものである。このモデルでは, 対象となる行動に対する認知的な態度, 主観的な規範意識, および主観的な身体統制感が行動実施に対する意図を規定し, 行動の実施に対する意図が, 実際の行動の予測因子となることを示している（図5-2）。計画的行動理論を構成するそれぞれの要素について, 計画的行動

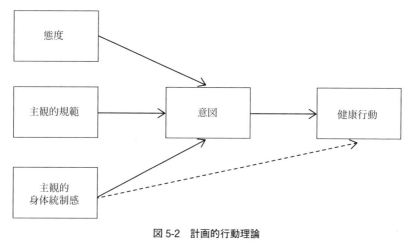

図 5-2　計画的行動理論
(注)　破線のパスは，間接的な影響を示す。
(出所)　Ajzen（1991）を和訳引用。

理論に関する調査票作成の手続きについてまとめた Francis et al.（2004）に基づき概説する。計画的行動理論では，健康行動の実施に対する意図を実際の行動実施を最も予測する因子として重視する立場が取られている。そのため，計画的行動理論を用いたヘルスコミュニケーションでは，意図の向上がひとつの大きな目的とされている。態度は，行動を継続することに対する信念，および行動を続けることによる利益に対する価値判断の 2 つの要素により構成されている。主観的規範とは，対象者が健康行動をおこなうことに対して周囲から受けている言語・非言語的な説得に起因する重圧（プレッシャー）に対する認知的評価，および周囲の他者が望ましい健康行動をおこなっていることの観察に起因する重圧に対する認知的評価，により構成される概念である。主観的身体統制感は，セルフエフィカシーと同義に扱われており，自身の行動を統制することに対する見込み感，および対象となる行動を遂行する自信により構成されている。

第5章 ヘルスコミュニケーションの理論・モデル | 067

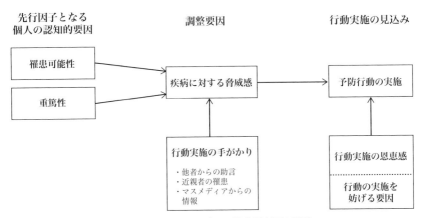

図 5-3 健康信念モデルの構成概念間の関連
(注) 実際のモデルでは，このモデル自体の調整変数として，人口統計学的変数，心理社会的変数，疾病知識が想定されている。
(出所) Rosenstock（1974）をもとに作成。

第5節 健康信念モデル

　図 5-3 に示す Rosenstock（1974）の提唱した健康信念モデル（health belief model）は，対象者の属性による差異はあるものの，疾病に対する「恐れ」の感情を健康行動実施の予測因子として重視する立場をとっている。具体的には，特定の疾病に対する罹患可能性，および当該疾患に対する重篤性の理解が，疾病に対する脅威感として認知され，予防行動の実施を規定するとしている。また，脅威感の認知には，他者からの助言や，友人知人の疾病への罹患，マスメディア等から得られる情報も手がかりになるとしている。さらに予防行動の実施には，当該行動を実施することによる利益の認知，および行動の実施を妨げる要因が影響を及ぼしているとされている。

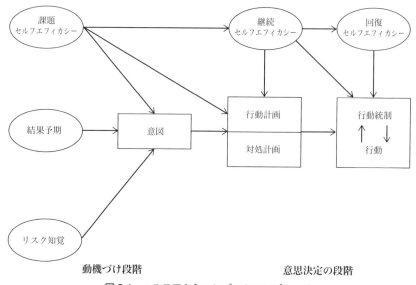

図 5-4 ヘルスアクションプロセスアプローチ
(出所) Schwarzer (1992；2008；2014) を和訳引用。

第6節 ヘルスアクションプロセスアプローチ

ヘルスアクションプロセスアプローチ (Health Action Process Approach：Schwarzer, 1992；2008；2014) は，従来の理論・モデルを統合的に扱った健康行動の説明モデルである (図5-4)。特に，ヘルスアクションプロセスアプローチで特異的な点としては，(a) 意図と行動との不一致への着目，(b) 対象者のレディネスによる期分け，および (c) 異なる3つのセルフエフィカシーが想定されている点，が挙げられる。

意図と行動との不一致については，従来から計画的行動理論で想定されていた意図と行動の関連性に対して「行動しようと思ったが，できなかった。行動するつもりはなかったが，実際には行動した」といった現象が起こり得ることが報告されている (Sheeran, 2002；尼崎・森，2011)。このモデルでは，意図と行動の不一致を解消するために，行動計画，および問題が起きた

ときにどう対処するかに対する計画である対処計画という2つの変数が想定されている（尼崎・煙山，2013）。

対象者のレディネスによる期分けについて，このモデルでは，健康行動変容の過程を，行動の実施に対する意図を高め，不健康な行動の変容を採択させる前段階を説明した動機づけ段階（the motivation phase），および行動の採択と継続に対する意思決定の過程を説明した意思決定の段階（the volition phase）に大別している。

また，セルフエフィカシーについては，動機づけの段階において，課題セルフエフィカシーが想定されている他に，意思決定の段階において，継続セルフエフィカシー：対象となる課題を継続的に実施できる見込み感，および回復セルフエフィカシー：採択した行動を一時中断してしまった場合においても再び行動を開始する見込み感，が想定されている（Schwarzer & Lippke, 2011）。

第7節　ソーシャルマーケティング

ソーシャルマーケティングは，「ターゲットと同様に社会（公衆衛生，安全，環境，そしてコミュニティ）に利便をもたらすターゲット行動に対して影響を与えるために，価値を創造し，伝達し，そして流通させるというマーケティングの原理および手法を適用するプロセス」と定義されている（Kotler & Lee, 2009（塚本監訳，2010））。ソーシャルマーケティングは経営学の理論・モデルではあるものの，マーケティングの要素を考慮したヘルスコミュニケーションプログラムの開発は，プログラムと対象者との適合を高め，対象者の心理的な受託可能性を高めることに貢献する。1980年代からは，健康増進の分野においても応用がなされている（上地・竹中，2012）。ソーシャルマーケティングは，CDC（2013b）においても，ヘルスコミュニケーションプログラムの開発，普及，および評価までを包括する主要な理論・モデルとして位置づけられている。その具体的な応用の方法論については，表5-3に示すように竹中（2008；2012）が，Kotler & Lee（2008），およびLuca

表 5-3 健康づくりにおけるソーシャルマーケティングの活用

ソーシャルマーケティングの要素		具体的な内容
4Ps	Product	対象者が獲得すべき健康行動（あるいは停止すべき不健康行動）
	Price	対象者が，望まれる行動変容を起こす際に直面する行動の実施を阻害する要因（金銭的，感情的，時間的な妨げ）
	Place	対象者が，健康づくり情報やサービスを利用する場所，日頃からよく集まる場所，あるいはその時間帯
	Promotion	対象者に対して健康づくり情報を効果的に伝達・普及することが可能な経路
＋3Ps	Population	健康づくり介入の対象となる個人，あるいは集団
	Policies	健康行動の実施に影響を与える法律や規則
	Partnerships	健康づくり介入を実施する際に協力が得られるパートナー

（出所）　竹中（2008；2012）をもとに作成。

& Suggs（2010）の指摘する健康行動変容を目的としたソーシャルマーケティングの枠組みを引用し，プログラムの計画に先立ってプロダクト（Product），プライス（Price），プレイス（Place），プロモーション（Promotion）の4Ps，およびポピュレーション（Population），ポリシー（Policies），パートナーシップ（Partnerships）の＋3Psについて整理することの重要性を示唆している。

第8節　スモールチェンジ方略

　スモールチェンジ方略とは，「日常行っている行動をわずかに変化させ，健康を意識した行動に変容させる，あるいは，対象者にとって負担感が低く，実行可能性の高い健康行動を推奨する方略」と定義されている（島崎・竹中，2013b）。

　健康行動への変容過程について，Hill（2009），および竹中（2008）は，対象者の確立されたライフスタイルを短期的に大きく変化させることは困難であることを指摘している。Lutes et al.（2008）によると，従来おこなわれてきた身体活動や食事制限により短期的にエネルギーの消費・摂取を管理する肥満防止の介入においては，ほとんどの対象者が1年から5年の間に

介入前の体重に逆戻りしてしまうことが報告されている。そのため，対象者にとって実行可能性が高く，行動の長期的な継続・習慣化に寄与する介入方略の必要性が指摘されてきた（Lutes et al., 2012）。一方で Hill et al.（2009）は，身体活動量の増強と食事による摂取エネルギーの減少の組み合わせにより，1日あたりわずか100kcal のエネルギー消費・摂取を改善することができれば，アメリカ人のおよそ90％の体重増加を抑制することが可能であると推計している。また，Kravitz（2010）は，スモールチェンジ方略を適用する利点として，(a) 現実的で持続可能性が高い，(b) 小さな変化でさえ体重管理においては有益である，(c) 小さな生活習慣変容の成功はセルフエフィカシーを高める，および (d) 対象者をとりまく環境や個人の趣向性に応じて適応可能である，という点を挙げている。

　欧米におけるスモールチェンジ方略を用いた身体活動，および食習慣の改善を目的とする介入研究の知見について表5-4に示す。たとえば，Damschroder et al.（2010）のプログラムでは，チョコレートバーを毎日摂取している対象者に対して，食べる頻度を週2回に減らすといった行動計画の立案を意図したカウンセリングが実施されている。同様に Lutes et al.（2012）は，現在おこなっている行動の質，量，および頻度を変えるスモールチェンジ活動を推奨し，その効果について検討している。この介入では，炭酸飲料の摂取行動を変容させるために，質を変える方法として，通常のものからカロリーゼロの製品に変える，量を変える方法として，1ℓ飲んでいたものを500mℓに変える，および頻度を変える方法として，週3回の飲んでいたものを週1回に変えるといったスモールチェンジ活動が，対象者の実行可能性に合わせて提案されている。島崎他（2014）は，実践活動において Lutes et al.（2012）の枠組みを身体活動の実施を支援するヘルスコミュニケーションにも適用している（図5-5）。

　スモールチェンジ方略を用いた大規模なヘルスコミュニケーションの事例としては，アメリカオンザムーブ（America on the Move）キャンペーンが挙げられる（America on the Move Foundation, 2013）。このキャンペーンにおいては，1日2,000歩の歩数増強，および1日100kcal の食事摂取量減

表5-4 スモールチェンジ方略を用いた身体活動および食習慣の改善を目的とした介入

著者(刊行年)	実験計画	対象者	介入群への介入内容	情報の配信方法と期間	主な知見
Damschroder et al. (2010)	PPD	座位中心の肥満の男女:14名	ライフスタイルコーチによるカウンセリングを用いた目標設定	電話12回/12週間	介入により、形態特性、生活満足度、および食習慣が改善した。
Lutes et al. (2008)†	QED	座位中心の肥満の男女:介入群20名,統制群19名	・従来の有酸素運動、筋力トレーニングセッション ・対面による20分間の面談を実施し、身体活動、および食習慣に関するスモールチェンジ目標の設定	教室16回/16週	・介入群は、統制群と比較し、形態特性、および歩数が改善した。 ・介入による効果は、3カ月目のフォローアップにおいても継続していた。
Lutes et al. (2012)	PPD	肥満の女性:25名	・現在行っている身体活動、および食習慣の内容の質、量、頻度、いずれかを変容させるスモールチェンジ活動を選択 ・問題解決技法を用いた電話によるフォローアップ	グループセッション10回/3カ月、電話6回/3カ月	・介入により、体重が減少した。 ・体重の減少は、9カ月目のフォローアップにおいても継続していた。
Paxman et al. (2011)	PPD	BMI30以上の男女:71名	・健康教育 ・スモールチェンジ公約の作成(ファシリテーターとの面接による目標設定)	グループセッション、面接12回/12週間	介入により、形態特性、評価、食行動、およびHDLが改善した。
Rodearmel et al. (2006)	QED	8~12歳の子どもを養育する家族:介入群82家族, 統制群23家族	**身体活動** 1日2,000歩の増強を教示 **食事** ・朝食、および軽食における穀物の摂取量を減らすよう教示 ・シリアルの提供 ・歩数、および食習慣を記録する教育用冊子の配布	グループセッション3回/13週間	・介入群の子ども、親ともに歩数、食習慣、および身体測定値が改善した。 ・介入による効果は、女性(女児・母親)が男性と比較して高かった。

Rodearmel et al. (2007)	QED	7〜14歳の過体重の子どもを養育する家族：介入群100家族，統制群92家族	**身体活動** ・1日2,000歩の増強を教示 ・目標の確認と励まし ・歩数を増加させるヒントのリスト配布 ・ウォーキングマップの配布 **食事** ・毎日の摂取カロリーから100kcalの減少を教示 ・食事に関する健康教育 ・低カロリークッキーの提供	面接（家族単位）6回/6カ月	**子どもに対する効果** ・介入群，統制群（セルフモニタリングのみ）ともにBMIが改善した。 ・介入群において，歩数，および糖質摂取が改善した。 **保護者に対する効果** ・介入群において，歩数，および糖質摂取が改善した。
Stroebele et al. (2009)	PPD	過体重の18〜60歳男女：116名	**身体活動** ・1週間で500〜1,000歩の増強を教示 **食習慣** ・毎日の摂取カロリーから100kcalの減少を教示 ・毎日の摂取カロリーを減らす100の方法を教示	グループセッション1回/1週	介入により，歩数，および食習慣が改善した。

（注）†Lutes et al. (2008) の報告においては，3群により介入の効果が検討されていた。本表においては，最も主要な介入群，統制群を採用して記載している。PPD：Pre-Post Design, QED：Quasi-Experimental Design

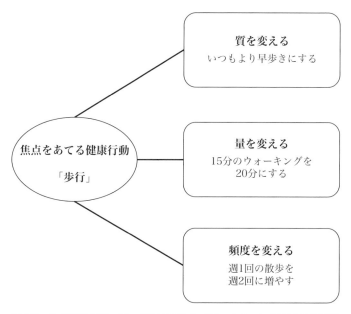

図 5-5　身体活動の質・量・頻度を変えるスモールチェンジ方略の適用例
(出所)　島崎他 (2014) 一部改変。

少を目標とし，当該目標の達成のための行動リストの配布をおこなっている (Rodearmel et al., 2007 ; Stroebele et al., 2009)。

　スモールチェンジ方略は，Hill et al. (2009) の知見を背景とし，実践を中心として発展してきたという経緯がある。そのため，個別のスモールチェンジ行動の健康に対する影響力，および通常の健康行動との心理的な負担感の差異については，十分な検討がなされているとは言えないものの，その効果を推定する上で手がかりとなるいくつかの研究が実施されている。

　エネルギー消費量の視点からは，仕事，余暇活動，趣味活動を積極的におこなう，良い姿勢を心がける，歩行の頻度を増やすといった，日常の生活活動によるエネルギー消費 (Non-Exercise Activity Thermogenesis, 以下「NEAT」とする) を背景としたスモールチェンジ活動の影響の解釈が可能である。濵﨑・栁内 (2015) は，NEAT の分類について，通勤や日常生活で

の歩行主体の身体活動，および家事や趣味活動を含む歩行主体でない身体活動と大別し，実際の活動量との関連を示した上で評価尺度を構成している (Hamasaki et al., 2014)。さらに，姿勢の変化によるエネルギー消費量の変化について Levine et al. (2000) は，仰臥位と比較し，座位をとることで 3.7 (±6.3) %，座位で軽く身体を動かすことで 54 (±29) %，立位をとることで 13 (±8) %，および立位で軽く身体を動かすことで 94 (±38) % のエネルギー消費量の増加が見込まれることを報告している。

歩行に関連するスモールチェンジ活動については，Steeven et al. (2012) が週 5 回，90 分のテレビ視聴のコマーシャル中における足踏みの実施を教示する群と，30 分のウォーキング実施を教示する群の介入効果の差異について検討し，歩数の増強に対して同等の効果が認められたことを報告している。

1 回あたりの身体活動の継続時間については，Loprinzi & Cardinal (2013) が 1 回あたりの身体活動の継続時間が 10 分以上か 10 分未満かによる，血管系疾患の危険因子に対する影響の差異について加速度計を用いて検討している。その結果，1 回あたりの継続時間によらず，週あたり 150 分以上の中強度，あるいは 75 分以上の高強度身体活動を実施することで血液検査の結果に対して肯定的な影響を及ぼすことを報告している。すなわち，こまぎれ的な身体活動であっても，身体活動量の目標値となっている時間を確保することの重要性が示唆されている。

心理学的な側面からは，Lutes & Steinbaugh (2010) がスモールチェンジ方略の適用による健康行動の改善過程をモデル化したスモールチェンジモデルを提唱している。このモデルでは，介入の初期においてセルフモニタリングを実施し，その上で実行可能性の高いスモールチェンジ目標の設定をすることにより対象者の実行可能性が高まり，健康行動が獲得されることが示されている。さらに，斎藤・竹中 (2013) は，歩行を伴う生活活動のセルフエフィカシーに着目し，対象者の実行可能性の視点から因子分析をおこない，(a) 代替行動：階段を利用する，車を使わず公共交通機関を利用するなど，(b) 余暇行動：観光地に行く，散歩をするなど，および (c) 頻回増行動：

掃除の頻度を増やす，数回に分けて食事を食卓に運ぶなど，の3因子を抽出している。さらに，対象者の属性による実行可能性の差異について検討し，代替行動は，未婚，首都圏居住，BMI25未満，余暇行動は，20―30代，未婚，首都圏居住，BMI25未満，頻回行動は，女性，無職の者のセルフエフィカシーが高いことを報告している。

第6章
行動変容技法の活用

　ヘルスコミュニケーションを扱った総説論文においては，目標設定（Pearson, 2012）など，行動変容技法を適用したプログラムの有用性についても報告がなされている。Michie et al.（2011）は，これまでに使用されてきた健康行動変容を促すための技法について先行研究をもとに分類し，40の技法を示している（表6-1）。適用する技法の決定については，理論・モデルの選定と同様に対象者の特性，介入を実施する状況を考慮して選択することの重要性が示唆されている（竹中，2008）。特に行動変容技法の選定においては，単にアドバイスが与えられるような対象者にとって受動的な介入（passive interventions）よりも，毎日の取り組みを振り返り，記録するセルフモニタリングのような対象者が自己の行動変容の過程に積極的に関与する，能動的な介入（active interventions）になるよう留意することの重要性が示されている（Michie et al., 2009）。

　第6章では，ヘルスコミュニケーションにおいてよく用いられる行動変容技法について解説する。

第1節　目標設定・行動計画

　目標設定（goal setting）は，心理学においても中核的な技法のひとつである。Locke & Latham（2002）は，目標設定の持つ機能について（a）目標に関連する活動の方向に向かい，関連のない活動を遠ざける，行動を方向づ

表6-1 代表的な行動変容技法

1	一般的な情報の提供	21	具体的な行動の教示
2	個人の恩恵・負担に関する情報	22	行動のモデル・実演の提示
3	他者からの承認	23	行動実施のきっかけに関する情報
4	規範に関する情報	24	環境再構築
5	行動目標の設定	25	行動契約の作成
6	結果目標の設定	26	行動の試行・練習
7	行動計画	27	フォローアップ介入
8	行動実施を妨げる要因の確認と対処法の設定	28	社会的比較の促進
9	段階的な目標の設定	29	ソーシャルサポート
10	行動目標の振り返り	30	ロールモデルの活用
11	結果目標の振り返り	31	自己再評価
12	目標に対する自己報酬	32	リスク認知に関する情報
13	望ましい行動に対する報酬	33	セルフトークの活用
14	シェイピング（漸進的行動目標）	34	成功イメージの構築
15	目標行動の般化の促進	35	逆戻り防止方略
16	行動に対するセルフモニタリング	36	ストレスマネジメント
17	結果に対するセルフモニタリング	37	動機づけ面接
18	過去の成功体験の想起	38	タイムマネジメント
19	フィードバック	39	コミュニケーションスキルトレーニング
20	行動の実施時期，場所の情報	40	将来に対する肯定的な結果予期

（出所）　Michie et al.（2011）をもとに作成。

ける機能，(b) 高い目標設定をすることにより低い目標設定よりも行動にエネルギーを与え大きな努力を導きだす機能，(c) 行動に粘り強さ・一貫性を持たせて長期的な努力を導きだす機能，および (d) 目標を達成するための知識の獲得や達成したいという感情の喚起に影響することで行動の遂行に対して非直接的に関与する機能，があることを指摘している。

　これまで，健康行動変容においても目標設定は，多様な形式で適応されている。Shilts et al. (2004) の総説論文では，身体活動実施と食習慣の改善を目的とした介入研究において，自己決定型，割当型，選択型，指導型，および集団設定型といったさまざまな方法により目標設定が適用されてきたことが示されている。目標設定は，一般生活場面での望ましい行動の増加やパフォーマンスの改善に対する肯定的な影響が非常に多くの研究で報告されているものの，健康行動変容への効果については十分な検討がなされていない。

Strecher et al. (1995) は，健康づくりにおける目標設定について，(a) 多くの実践研究で目標設定が経験的に良いものとして用いられているものの，目標設定理論で言われている高い目標設定が高いパフォーマンスと直接的な関係にあるという提言が健康行動にも当てはまるのか十分に検討されていない，(b) 自己設定と他者から与えられた目標設定のどちらが効果的か検討されていない，(c) 段階的な目標設定が健康行動の獲得に対しても肯定的な影響力を有するか検討されていない，(d) どのような種類のフィードバックが有効なのか検討されていない，および (e) 集団で設定した目標と個人で設定した目標設定が同様に機能するのか検討されていない，といった問題点を指摘している。その上で，(a) 目標に対する専念度（commitment：コミットメント）が低い場合には，目標設定プログラムへの参加は好ましくなく，その場合には対象とする健康行動を変更する必要がある，(b) 実施が困難な健康行動に対しては，具体的な副次目標である行動計画を設定すべきである，(e) 戦略的な目標設定が専門家から提供されるべきである，(f) セルフエフィカシーが行動の決定因であることを留意するべきである，(g) 不可能な目標設定，および簡単に達成可能な目標設定は，避けるべきである，および (h) 目標の達成状況に対するフィードバックは必須であり，図やチャートを用いることで，その効果を高めることができる，といった実践への適用に対する提言をおこなっている。

　対象者が目標行動の選定，および減量や疾病の予防といった一般的な目標設定に同意した後には，具体的な行動計画（action plan）を決定していく必要がある（Bodenheimer et al., 2007）。たとえば，目標を「5kgの減量」と設定したならば，行動計画は「砂糖の入った炭酸飲料の変わりに水を飲む」といったように，目標設定は一般的に，行動計画はより具体的に計画する必要がある。目標設定と行動計画を取り入れた支援については，面接の方法をパッケージ化した簡素化行動計画（brief action planning：Gutnick et al., 2014）といった枠組みも考案されている（図6-1）。

　さらに行動の習慣化に貢献する行動計画の方法としてJudah et al. (2013) およびGardner et al. (2012) は，行動計画を設定する際に，時

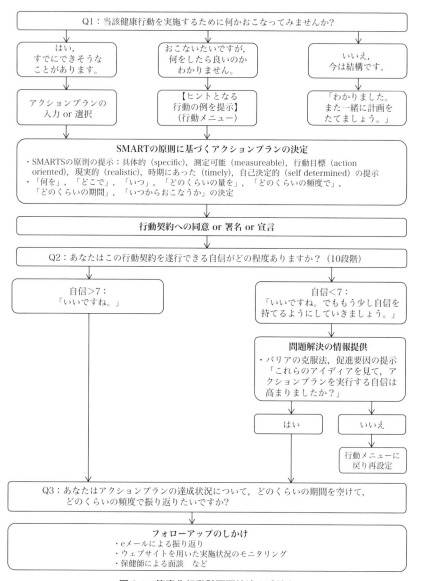

図 6-1　簡素化行動計画面接法の手続き

(出所)　Gutnick et al. (2014) 著者和訳, 一部改変。

```
<教示>
新しい健康的な習慣をつくりましょう
1. あなたの健康について，達成したい目標を考えてみましょう。
2. あなたの目標を達成するために毎日の生活の中でできそうな行動はどのようなことがありますか。
3. あなたが選択した行動は一週間のうちどの曜日にならおこなえそうですか。
4. その曜日のいつ，どこでならおこなえそうですか。
5. このような目標ならば，簡単に達成できそうですね。10週間以内にはあなたは考えなくても行動を実行できるようになるでしょう。
6. おめでとうございます。あなたは新しい習慣を獲得できそうですね。

    <目標設定>
        あなたの目標（たとえば，野菜や果物をもっと多く摂り健康に生活する）

        あなたの計画（私は家で昼食を摂った後，少しの果物を食べる）
    （いつ，どこで）_____，私は，_____する。
```

図6-2 行動の習慣化を意図した行動計画作成の教示
(出所) Gardner et al. (2012) 一部改変。

間帯，イベント，場所といった，行動の実施に先行する文脈についても考慮することの重要性を指摘している。たとえば，「毎日朝食を食べる」という行動計画と「朝一番，職場のデスクに座ったら，朝食を食べる」という行動計画では，行動の実施に対して異なる影響が予想される。Judah et al.（2013）は，口腔ケアにおけるフロスの使用を習慣化させる際，「歯磨き」が先行する文脈となりうるか否かについて検討をおこなっている。その結果，歯磨き後に使用することを教示した群（先行する文脈あり）は，歯磨き前に使用することを教示した群（先行する文脈なし）と比較して，8カ月後のフロス使用率が有意に高かったことを報告している。このような，行動に先行する文脈を含めた行動計画の設定原則は，イフ・ゼンルール（if-then rule）とも呼ばれている。先行する文脈を考慮した行動計画は，「もし（if）私がXという状況に遭遇したら，その時（then）私はYという行動をとるであろう」といったような，行動を成功裏におこなう見込み感を含む遂行の意図（implementation intention）を高めることに貢献する（Lally & Gardner, 2013）。イフ・ゼンルールを考慮した行動計画の手続きについて，Gardner et al.（2012）は，図6-2に示すような実践における面接や情報媒体の作成

における教示の例を紹介している。

　行動計画を設定する際の注意点としては，(a) すでにおこなっている行動を停止させることは困難であり，新たな健康行動を取り入れる方が容易である (Gardner et al., 2012)，(b) 週末や休日のような行動様式が不確定な曜日の行動を習慣化させることは困難であり，生活様式が一定である平日・週日の文脈に焦点をあてる方が良い (Lally et al., 2011)，および (c) 行動の達成に対して外的な報酬を与えることも行動の強化に貢献する (Lally & Gardner, 2013)，といった指摘も存在する。

第2節　セルフモニタリング

　Michie et al. (2009) は，対象者の健康づくりに対する自己制御 (self regulation)，すなわち自己管理能力を強化するための技法として，(a) 意図を形成するはたらきかけの提供，(b) 具体的な目標設定，(c) 行動実践に対するフィードバック，(d) 行動のセルフモニタリング，および (e) 行動目標の振り返りを促すはたらきかけ，を挙げている。なかでもセルフモニタリング (self monitoring：自己観察) は，Michie et al. (2009) のシステマティックレビューにおいて，焦点をあてる健康行動を問わず，最も介入効果に対する貢献が高かった技法として紹介されている。具体的なセルフモニタリングの方法について，Burke et al. (2011) の総説論文では，体重減少を目的としたプログラムで活用されていたセルフモニタリングの方法が，リーフレットや日記といった紙媒体に記録する方法，あるいはウェブサイトなどの電子媒体を用いた記録方法のいずれかであったことを報告している。セルフモニタリングの方法による効果の差異について Michie et al. (2009) は，メタアナリシスにおいて方法の違いによる効果の差異は認められなかったことを報告している。すなわち，セルフモニタリングは，どのような形式であっても，自己の行動を振り返る機会をつくること自体に意義があると考えられる。

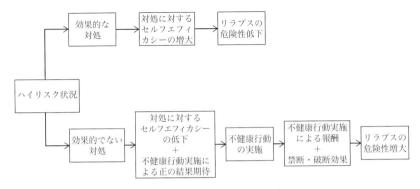

図 6-3　リラプスの認知行動モデル

（出所）　Marlatt & Donovan（2005（原田訳，2011））をもとに作成。

第3節　逆戻り防止方略

　健康づくりを目的として開始した行動は，途中で挫折し，もとの不健康な生活習慣に逆戻りをすることがある。第1章第4節3でも紹介したように，Marlatt & Donovan（2005（原田訳，2011））は，獲得した健康行動から問題行動への逆戻りの過程について，一時的な中断であるラプスに対して適切な対処がなされない場合に問題行動の再発・問題行動への逆戻り，すなわちリラプスが生じることを示している。一方，適切な対処がおこなわれた場合には，望ましい変化への回帰であるプロラプスの状態に移行することも指摘している。ラプスの予防，およびリラプスへの対処に関する技法は，総称して逆戻り防止方略（relapse prevention）と呼ばれている。リラプスを引き起こす要因については，健康行動の中断や不健康行動への逆戻りが生じる危険のある状況，すなわちハイリスク状況への遭遇とその際に適切な対処がおこなえたか否かが決定因であるという図6-3に示すような認知行動的モデルが提唱されている。また，家族の状況，ソーシャルサポート，対象者が喫煙や薬物の依存症であれば依存期間といった要因の影響も報告されている（Marlatt & Donovan, 2005（原田訳，2011））。

表6-2 身体活動の一時的な停止を引き起こすハイリスク状況と対処法の例

ハイリスク状況	対処法の例
疲労	・いつもより軽めにおこなう ・おこなわざるを得ない状況をつくる ・気分転換になると考える ・好きなこと，得意なことから始める ・いつもと異なる種類のものをおこなう ・ウォーミングアップを長めにする ・疲れがとれると考える ・仲間に連絡する
悪天候	・室内でできることをおこなう ・屋内活動の好きな人と一緒におこなう ・始めてしまえば楽しいと考える ・多少の雨であればいつも通りおこなう ・雨具を用いる ・休みながらおこなう ・天候を無視して気合いを入れておこなう ・我慢しておこなう
体調不良・怪我	・内容を変更し負担を減らしておこなう
仕事・学業	・時間をずらす等スケジュールを検討する ・運動の計画を優先する ・短時間でおこなえる運動内容をおこなう ・いつもおこなっている手順でおこなう
生活での問題	・気晴らしのために音楽を聴きながらおこなう ・好きなことをおこなえば気分が変わると考える ・運動をおこなえばストレスを解消できると考える ・何も考えないでとりあえず運動する
マンネリ化	・運動の内容・方法を変える ・とりあえず着替える ・継続することに意義があると考える ・いつもと違う人と一緒におこなう ・コース，場所，時間帯，ウェア，グッズ，音楽を変える ・いつものルーティンとしておこなう ・続けることで効果があると考える

(出所) 竹中他（2010a；2010b）をもとに作成。

　逆戻り防止方略において主要なアプローチ法としてMarlatt & Donovan (2005（原田訳，2011））は，中断や逆戻りを引き起こす可能性のある状況に対する対処法をあらかじめ準備をしておくことの重要性を指摘している。た

とえば，竹中他（2010a；2010b）による身体活動実施の一時的な停止を引き起こすハイリスク状況と具体的な対処法に関する研究では，ハイリスク状況として，疲労，悪天候，体調不況・怪我，実生活における問題，人間関係，運動内容のマンネリ化，が挙げられており，調査対象者の実施する具体的な対処方略が報告されている。たとえば，疲労への対処であれば，認知的対処：いつもより軽め，短めにおこなうことを意識する，および，行動的対処：おこなわざるを得ない状況をつくる，といった内容を示している（表6-2）。

第4節　健康づくり面接技法

　効果的な健康づくりを支援するための面接技法についてもパッケージ化がなされており，心理学の専門家でなくとも一定の訓練を積むことで，対象者の心理面を考慮した面接が可能となる。なかでも動機づけ面接法（motivational interviewing：Rollnick et al., 2008（後藤他訳，2010）；Miller & Rollnick, 2002（松島他訳，2012））については，国内外において多様な健康行動の改善に対して研究および実践がなされている。動機づけ面接法は，ヘルスケアの専門家や，看護師，医師といった健康づくりに関わる専門家が来談者中心療法の考え方を重視し，対象者の健康行動実施に対する実行の意図と妥協心の両面感情，およびレディネス（準備段階）を考慮した面談を通じて望ましい健康行動変容を引き出す方略である（Rollnick et al., 1992）。動機づけ面接法では，両価性への気づきの促進，およびチェンジトーク（change talk）を引き出す，という中核的な考え方が存在する。
　両価性とは，対象者にとって健康行動を実施することには健康上の価値があるということに加え，不健康な行動を続けることにも対象者は価値を感じているという二面性の価値観のことである。たとえば，間食としてお菓子を食べることは，体重増加の要因となっているものの，対象者にとっては，重要なストレスマネジメントのひとつとなっていることもまた事実である。このような二面性に対して気づきを促し，健康行動の実施による恩恵感が不健

表6-3　簡素化動機づけ面接法の手続き

	メニュー	内容
1	オープニング：全般的な質問	現在の生活様式，ストレスに関する情報の共有
2	オープニング：行動による影響	物質使用（薬物やたばこ）や健康行動と健康との関連性についての考え方に対する質問
3	典型的な一日の把握	ラポールの形成を目的として，最近の健康行動の実施状況に関する質問による，対象者のレディネスの見極め
4	行動の恩恵と問題点の理解	現在の不健康行動を続けることで，自身が得られる恩恵，および発生する問題に関する質問
5	情報提供	健康行動に関する情報の提供
6	将来と現在のつながりの理解	将来的に望む自己の状況，および現在対象者がおこなっている行動がどのように将来につながっていくと思うかに関する質問
7	心配事の探索	行動を変容させるにあたり対象者が持つ心配事に関する質問
8	意思決定の援助	目標を達成するために今この場でできることは何かについての質問

（出所）Rollnick et al.（1992）をもとに作成。

康行動を継続することによる恩恵感を上回らせることで健康行動の採択を促すという考え方である。

一方，チェンジトークとは，望ましい変化に関する対象者の発話である。Miller & Rollnick（2002（松島他訳，2012））は，チェンジトークの分類として，(a) 現状維持の不利益，(b) 変化の利益，(c) 変化への楽観的態度，および (d) 変化への決断，を挙げており，このような変化に対する肯定的な発言を対象者の自発的な発話として引き出すことの重要性を指摘している。

具体的な手続きについて Rollnick et al.（1992）が実践場面で推奨している簡素化動機づけ面接法では，表6-3に示すような各5―15分間の8つのセッションの手続きが示されている。動機づけ面接法では，セッションを通じた面接者の留意点として，(a) 対象者への共感を示す，(b) 現在の不健康な行動と望ましい結果との矛盾に対する気づきを促す，(c) 対象者の抵抗を受容しながら面接を続ける，および (d) 対象者のセルフエフィカシーを高める，といった4つの原則が存在する。さらに具体的な面接技法として，

表6-4 5Aアプローチの概要

5Aの要素	概要
Assess（評価）	対象者の知識，態度・信念，興味・関心，および行動の評価。この段階は対象者にとって適合する情報を提供する，すなわちテイラー化において重要な段階である。
Advise（助言）	専門家からの助言は，禁煙，および飲酒の行動変容において科学的根拠が示されている。助言は，対象者の現状に最も個別化されたアプローチの方法となり得る。
Agree（賛同）	対象者への賛同は，対象者の行動や目標を知り，能動的な目標設定を促す上で最も重要な段階である。目標設定の過程における対象者の能動的な参加は，食事，飲酒，肥満のセルフマネジメント介入において支持されている。
Assist（支援）	行動変容を目的としたカウンセリングにおいて，テイラー化されたアクションプランを提供することは，行動を妨げる要因を除去し，行動変容を促す。
Arrange（用意）	フォローアップ介入（介入後のコンタクト）のような専門家による継続的な支援を含む具体的な介入の計画を立てることは，専門家からの助言と同様に対象者のセルフマネジメントを支援する上で重要である。

（出所） Goldstein et al.（2004）をもとに作成。

(a) 開かれた質問の活用：はい・いいえで簡単に回答できない質問をする，(b) 振り返りの傾聴：対象者の発言を推測してあいづちをうちながらながら傾聴する，(c) 是認：対象者の発言・行動を認め，肯定する，(d) 要約：面談の内容を要約し，締めくくることで内容理解の強化をおこなう，(e) チェンジトークを引き出す：対象者自身が行動変容への意志に関する発言をおこなうように促す，といった方法が紹介されている（Miller & Rollnick, 2002（松島他訳，2012））。動機づけ面接法による健康行動変容への効果について，Lundahl et al.（2013）のメタアナリシスによると，特に飲酒，喫煙，薬物依存といった物質依存行動の改善に対して肯定的な影響が認められている。

また，実践研究において得られた知見から，効果的な面接法を考案する試みもおこなわれている。Goldstein et al.（2004）は，身体活動，食習慣，肥満，禁煙，および飲酒に関する面接を中心とする行動変容プログラムのレビューをおこない，一次予防を対象とした場合の効果的な対人コミュニケー

ションにおける支援方略として,表6-4に示す5Aアプローチを推奨している。

第7章
健康情報媒体の開発

　ヘルスコミュニケーションでは，対人コミュニケーションにおいて健康情報を効果的に伝達することに加え，対象者に知識を伝達し，健康行動の獲得に貢献する情報媒体を作成する技術も不可欠なものといえるであろう。情報媒体を作成する際には，単にエビデンスとして示されている内容，あるいはガイドラインに示されている内容をテキストとして記載するだけでは，そもそも情報媒体自体が十分に閲読されないため，健康行動変容を促すことは困難である（Brawley & Latimer, 2007）。そのため，対象者にとって魅力ある情報媒体の作成について Latimer et al.（2010）は，メッセージング（messaging）という概念を提唱している。メッセージングとは，「対象者が，自分に最もふさわしい内容のメッセージを，最もふさわしい媒体を通じて得るためのプロセス」と定義されている（Latimer et al., 2010）。さらに対象者に認知される情報媒体の要件について，Brawley & Latimer（2007）は，カナダの身体活動実施のガイドラインで扱われている効果的なメッセージングの要素について解説し，対象者にとっての受け入れやすさ（acceptability），および有用性（usability）という認知的な変数を挙げている。受け入れやすさ，および有用性の具体的な要素について，島崎他（2012a）は，健康づくりを目的とした身体活動の実施に関する健康情報の伝達における受け入れやすさ・有用性の要素について質的研究により検討し，図7-1のような構造モデルを構築している。さらに島崎他（2013a）は，独自に開発した健康づくりリーフレットを用い，情報媒体の受け入れやすさ，および有用性が，媒体

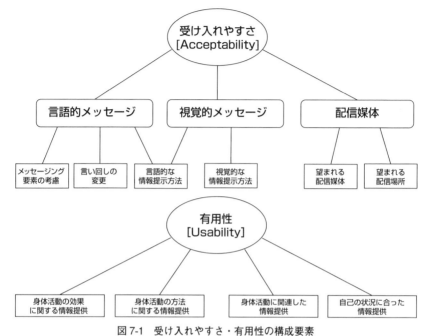

図7-1 受け入れやすさ・有用性の構成要素
(出所) 島崎他 (2012a)。

の閲読行動,健康行動の実施に対するセルフエフィカシー,および意図の向上に及ぼす効果について量的調査により検討している。その結果,受け入れやすさは,まず情報媒体が閲読されるか否かに影響を及ぼしていることを示している。一方,有用性は,閲読された情報に基づく健康行動の実施に対するセルフエフィカシー,および意図の向上に対して影響を及ぼすことを明らかにしている。したがって,受け入れやすさと有用性は,異なるはたらきを持ち合わせているといえる(図7-2)。

　第7章では,対象者にとって受け入れやすく,有用性が高いと認知される健康情報媒体の開発の要件について (a) 受託可能性の高い内容の選定,(b) 受託可能性の高いテキストメッセージの特徴,(c) 視覚情報の活用,(d) 情報媒体の配置場所およびメッセージの適材適所性の考慮,(e) ブランディング,(f) エンターテイメント教育,および (g) 事前試行の実施,

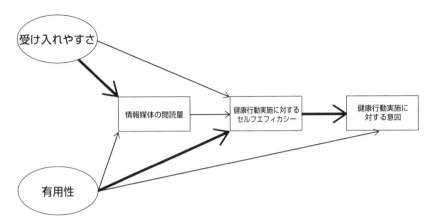

図7-2 受け入れやすさ・有用性と閲読量,セルフエフィカシー,および意図との関連性
(注) 矢印の太さはパス解析の結果に基づく相対的な影響力を表す。
(出所) 島崎 (2015)。

という視点から紹介する。

第 *1* 節　受託可能性の高い内容の選定

　Latimer et al. (2010) の提唱するメッセージングにおいては,その中核的な構成概念として,ヘルスコミュニケーションのアプローチ法としても紹介したテイラー化アプローチ:対象者個人の特徴に適合した情報の提供,およびターゲット化・セグメント化アプローチ:対象集団の特徴に適合した情報の提供,が挙げられている。伝達する対象者個人はもちろんのこと,対象とする集団の特徴によっても受託可能性の高い健康情報の内容は異なる。
　島崎他 (2012a) は,身体活動の実施を促す健康情報の伝達において好まれる内容について検討し,表7-1 に示すような内容を抽出している。さらに,Shimazaki et al. (2012) は,表7-1 に示した好まれる内容の性別による差異について検討し,女性では,アンチエイジング,美容,および部分やせ,といった内容が好まれることを報告している。一方男性では,生活習慣病への効果が好まれていたことを報告している。同様に,福田・林 (2015) は,

表7-1　好まれる身体活動の実施を促す健康情報の内容

カテゴリ	応答数	カテゴリ	応答数
身体活動の効果に関する情報提供		**身体活動の方法に関する情報提供**	
生活習慣病・メタボリックシンドロームへの効果	37	肩こり・腰痛解消に効く身体活動の方法	36
気晴らし・ストレス発散効果	27	手軽に短時間で行える身体活動の方法	33
脂肪燃焼・ダイエット効果	14	姿勢改善に効果のある身体活動の方法	7
アンチエイジングへの効果	13	代謝を改善・促進する身体活動の方法	6
美容への効果	7	部分やせの方法	4
身体活動の疲労回復効果	6	肥満防止・解消の方法	3
肩こり・腰痛解消効果	5	自宅でできる身体活動の方法	3
脳・認知症防止への効果	5	楽しみながらできる身体活動の方法	3
快適な睡眠への効果	4	柔軟性向上の方法	2
体形維持効果	4	更年期障害予防・改善方法	2
有酸素運動の有効性	2	天候に合わせた身体活動の方法	2
ウォーキングの効果	2	転倒予防・下肢強化の方法	2
更年期障害への効果	2	足のむくみ解消の方法	2
血圧・血清値改善効果	2	冷え症を解消する身体活動の方法	2
糖尿病改善効果	1	家族でできる身体活動の方法	2
健康寿命延伸効果	1	運動後の効果的なクーリングダウン方法	2
身体活動の実施に関連した情報提供		全身を使う身体活動の方法	1
食事による摂取カロリーと身体活動による消費カロリー	14	産後の体力づくりの方法	1
運動しないことによる不利益	9	顔面運動の方法	1
身体活動量の目安	8	ながら運動の方法	1
運動継続のコツ	8	ジョギングの方法	1
運動教室・行事の案内	4	**対象者の状況に合わせた情報提供**	
成功事例の紹介	3	個人に合わせた身体活動の方法	13
運動の楽しさ	1	年代に合わせた身体活動の方法	6
年齢別体力水準	1	性別に合わせた身体活動の方法	3
スポーツドリンク摂取の注意点	1		
運動による活性酸素の影響	1		
運動実施者・非実施者の比較	1		

(注)　19―68歳の男女177名を対象としている。
(出所)　島崎他 (2012a)。

　複数の健康行動（禁煙，減量，節酒，がん検診受診）を促すメッセージ，およびポスターの内容について，対象者の属性による有用性に対する評価の差異を検討している。その結果，禁煙の推奨では，年代が低いほど経済損失に関する情報，男性に対する節酒の勧奨では，依存性に関する情報がそれぞれ有用と認識されるという知見を報告している。したがって，事前に対象者，あるいは集団の特徴，興味関心，および健康の阻害要因を把握しておくことは，

表7-2 受け入れやすいテキストメッセージの特徴

内容	応答数
メッセージング要素の考慮	
簡潔さ	63
具体性	10
共感性	10
非強制・非指示的	9
親しみやすさ	5
覚えやすさ	5
支援的	5
実行しやすさ	4
文章の面白さ	4
論理的	3
発展的・未来的	2
丁寧さ	2
言い回しの変更	
ポジティブな言い回し	76
ポジティブ・ネガティブ併用	9
ネガティブな言い回し	8
言語的な情報提示方法の工夫	
短い文章	61
キャッチフレーズ	13
箇条書き	7
専門用語の使用	2
方言の使用	2

(注)　19―68歳の男女177名を対象としている。
(出所)　島崎他（2012a）。

効果的な健康情報の伝達において第一条件といえよう。

第2節　受託可能性の高いテキストメッセージの特徴

　対象者にとって受託可能性の高いテキストメッセージの特徴について，島崎他（2012a）は，19―68歳の男女を対象として身体活動実施を促すための好ましいテキストメッセージの特徴について質的調査をおこない，メッセージングの要素の考慮，言い回しの変更，および言語的な情報提示方法の工夫といった点を挙げている（表7-2）。Gold et al.（2010）は，オーストラリアで実施されたショートメールサービスを用いた性感染症の予防啓発メッ

セージの配信において肯定的な評価が得られたテキストメッセージの要素について調査をおこなっている。その結果，ユーモアとリズミカルさ，多様性，形式張ってない，および肯定的な言い回しなどの要素を抽出している。このような知見は，テキストメッセージを中心とした情報媒体を作成する際の基本的な心構えとして持つべき要素といえる。

　テキストメッセージを利用した情報媒体を作成する際には，健康行動を実施することによる利益を強調するゲインフレームドメッセージ（gain-framed message）をもちいるか，実施しないことによる損失を強調するロスフレームドメッセージ（loss-framed message）をもちいるかにより，行動の実施に与える影響が異なる。たとえば，「定期的に運動をおこなえば，生活習慣病への罹患可能性を低減することができます」，および「定期的に運動をおこなわなければ，生活習慣病に罹患する可能性が高くなります」という2つの異なるテキストメッセージは，情報の主題が生活習慣病への罹患可能性を題材とし，予防として運動の実施を促すという点で一致しているものの，受ける印象は大きく異なる。このようなテキストメッセージの言い回しを変更することによる印象の操作は，フレーミング（framing）と呼ばれている（Tversky & Kahneman, 1981）。フレーミングをおこなう際に留意すべき点としてWerrij et al. (2012) は，推奨行動，および対象者のセルフエフィカシーを挙げている。

　推奨行動の視点からは，健康行動により，先行因子となる心理的な要因の改善に貢献するフレーミングに差異が生じることが報告されている。たとえば，健康診査の受診を促す情報提供など，健康に対して重篤性の高い情報の伝達では損失を強調した言い回しをもちいることが有効とされている。一方，身体活動の実施や食習慣の改善といった健康増進に焦点をあてた情報の伝達では，利益を強調したメッセージが有用であると報告されている。しかしながらこれらの知見は，事例的にいくつかの研究で報告がなされているものの，系統的な検討をおこなうほどの十分な研究がなされていない（Werrij et al., 2012）。

　さらに，健康状況の受信者が，当該健康行動を遂行できる見込み感である

表7-3 子宮頸がん検診受診を促すフレーミングの例

内容	利益強調（Gain-framed message）	損失強調（Loss-framed message）
早期発見・罹患率	性行為の若年化によって，子宮頸がんの若年層での罹患率が高まっています。<u>20代から検診を受診することで早期発見につながります。</u>	性行為の若年化によって，子宮頸がんの若年層での罹患率が高まっています。<u>20代から検診を受診しないと発見が遅れ，生命に関わる危険性があります。</u>
早期発見・生存率	子宮頸がんは，<u>診断後の5年相対生存率が75％以上であるため</u>，検診による早期発見が重要視されています。	子宮頸がんは，<u>診断後5年で25％の方が命を落としているため</u>，検診による早期発見が重要視されています。
費用	子宮頸がんは，住民検診や，職場検診，人間ドックなどの機会を利用することで，検診を比較的低コストで受診することができます。<u>上記のような機会を利用することで，自分で病院を探す手間が省けたり，低コストで検診を受診することが可能です。</u>	子宮頸がんは，住民検診や，職場検診，人間ドックなどの機会を利用することで，検診を比較的低コストで受診することができます。<u>上記のような機会を逃すと自分で病院を探さなければならなくなり，金銭的にも負担が増します。</u>
性行為	子宮頸がんは，遺伝などに関係なく，性行為の経験がある女性であれば誰でもかかる可能性のある病気です。<u>定期的な受診により早期発見が期待でき，悪化する可能性を低くできます。</u>	子宮頸がんは，遺伝などに関係なく，性行為の経験がある女性であれば誰でもかかる可能性のある病気です。<u>検診を受診せずに見過ごせば，悪化する可能性があります。</u>

（出所）小川（2015）をもとに島崎（印刷中）が作成。

セルフエフィカシーの状況により，フレーミングを変更する必要性も示されている。たとえば，禁煙，皮膚がん検診受診を推奨する健康情報の伝達においては，セルフエフィカシーの低い者に対して利益を強調した言い回し，高い者に対して損失を強調した言い回しが有効であるとされている（Werrij et al., 2012）。しかしながら，セルフエフィカシーの状況とフレーミング効果の関連性についても十分な研究がなされておらず，知見の一般化には至っていない。

加えてわが国での健康情報の伝達におけるフレーミングの適応可能性について検討した知見は限られている。Han & Jo（2012）は，米国，韓国，およびわが国の女性を対象として，女性特有のがんに対する検診受診を促す情報提供におけるフレーミングの効果について検討している。しかしながら，わが国の女性においては，フレーミングによる健康診査の受診意図の向上得

点に有意な差異が認められなかったことを報告している。一方,小川 (2015) は,女子大学生152名を対象に子宮頸がん検診の受診意図の向上を目的としたテキストメッセージを開発し,フレーミングによる効果の差異を検討している (表7-3)。その結果,対象者のセルフエフィカシーの状況にかかわらず,ロスフレームドメッセージによる情報提供が,健康診査の受診意図の向上に貢献したことを報告している。

第3節　視覚情報の活用

　健康情報の伝達において視覚情報,すなわちイラスト・挿絵,写真,および模式図が積極的に用いられてきた背景には,健康情報の持つ特徴でもある内容の高度さ,および理解の困難さが挙げられる。医療,および健康福祉分野におけるコミュニケーションでは,健康情報の提供者の簡便さから,しばしば専門用語を用いた説明がおこなわれる。しかしながらこのような情報提供の方法は,対象者の内容理解を阻害し,望ましい行動の実施を妨げる (Houts et al., 2006)。Houts et al. (2006) の総説論文では,医療情報の伝達における写真やイラスト使用の意義について,注意,理解,および内容の想起を促し,行動実施を促すことを挙げている。

　具体的な事例として,たとえば,Kools et al. (2006) は,喘息の治療,およびセルフマネジメントで用いられる吸入器,およびピークフローメーターの使用方法に関する説明において,テキストのみで説明をおこなう群と,テキストに加えイラストを付加した群の理解度を比較している。その結果,イラストを付加した群は,内容を思い出し,吸入器,およびピークフローメーターを適切に使用したことを報告している。さらに,Kripalani et al. (2007) は,健康情報の理解,および収集能力,いわゆるヘルスリテラシーの低い患者を対象とし,イラストにより薬の種類,および服薬のスケジュールを図示したカードの使用が,服薬アドヒアランスを高めるか否かについて検討をおこなっている。その結果,服薬スケジュールを図示したカードの使用が,内容の理解に貢献したことを報告している。

受託可能性の高い視覚情報の活用について島崎他 (2012a) の調査研究では，視覚的な情報提示の方法の工夫 (グラフ，イラスト，動画，写真，模式図，カラー，キャラクター，漫画形式，の使用)，に加え，言語的な情報提示方法の工夫 (短い文章，大きいフォント，キャッチフレーズ) も視覚に基づく健康情報の印象となり得る可能性を指摘している。

　情報媒体の作成において視覚情報を活用することの意義を示す研究成果は，多く見受けられる。一方で，イラスト・挿絵，および写真のみでの説明は，対象者により情報が多義的に受信され，健康情報の提供者の意図と異なる内容が受信されてしまうことがある。そのため，簡潔な説明文を付け加えることの重要性が併せて指摘されている (Houts et al., 2006)。

第4節　情報媒体の配置場所および適材適所性の考慮

　Morris et al. (2009) のメディアエクスポージャー理論からも理解できるように，健康情報の伝達では，対象者と情報媒体との接触頻度を高めることが鍵となる。そのため，ソーシャルマーケティング (Kotler & Lee, 2008 ; Luca & Suggs, 2010) の構成概念でもある普及の場所 (place) について検討することは，重要な視点である。望まれる健康情報の配信場所に着目した研究は少ないものの，島崎他 (2012a) の調査研究によると，身体活動の実施を促す情報の配信に適した場所としては，電車，病院，駅，会社，居酒屋，喫煙所，図書館，エレベーター，エスカレーター，およびバスといった回答が挙げられていた。

　同様に情報媒体の持つ適材適所性を考慮する必要もある。たとえば，学校においてインフルエンザの予防の啓発を意図した，手洗い・うがいを推奨するポスターを設置する際，授業の情報を貼り出してある掲示板に設置するよりも，洗面所に設置する方が効果的であろう。健康行動を実施するか否かの意思決定は，先行刺激 (point of decision prompt : Soler et al., 2010) による影響を受ける。このような健康行動の選択において意思決定を援助する先行刺激の活用は，対象者に気づきを与え，望ましい意思決定を促すために有用

である（Fry & Neff, 2009）。代表的な実践の事例としては，階段利用の促進を意図した掲示物による健康情報の伝達が挙げられる。エスカレーターやエレベーターの代替としての階段利用の促進を意図した介入では，壁面や段面に階段利用を促す掲示物を設置することによる，意思決定の援助効果が報告されている（Soler, et al., 2010）。わが国においても，いくつかの実践研究でエスカレーター，およびエレベーター利用の代替としての階段利用の促進を目的とした掲示物の設置による肯定的な成果が報告されている（片山他，2010；松本，2011）。

第5節　ブランディング

　ブランドとは，製品やサービスに関連するスローガン，ロゴマーク，あるいはシンボルの設定と定義されている（Evans & Hastings, 2008）。ヘルスコミュニケーションにおいても介入の目的，および内容について，スローガンやロゴマークをもちいて普及することにより認知度を高め，内容理解を促進することを意図したブランドの構築，すなわちブランディングがおこなわれている。ブランディングによる情報の伝達過程について，Kotler & Lee (2008) は，情報の提供者側のはたらきかけである，(a) ブランドアイデンティティの形成：介入・ブランドの目的，および対象者に伝達する健康情報の内容の決定，(b) ブランドの形成：ブランドの名称・用語・シンボル・デザインの決定，(c) ブランドの普及，による，情報の受け手における (d) ブランドイメージの形成：受信者のブランドに対する知覚・認知に基づく印象形成，の連続体に集約されるとしている。

　実際の事例として，身体活動実施に関するポピュレーションアプローチの事例であるパーティシパクション（ParticipACTION：ParticipACTION, 2013），フィットアンドファブ（fit & fab：Withall et al., 2012），プッシュプレイ（push play：Sport New Zealand, 2013），およびバーブ（verb：Centers for Disease Control and Prevention, 2013a）において，スローガン，およびロゴマークを用いた大規模なキャンペーン型介入が実施されている。

第6節　エンターテイメント教育

　ヘルスコミュニケーションでは，ニューズレターや健康づくりリーフレットといった文章を中心とした情報媒体が用いられることが多い。しかしながらこのような情報提供の方法は，健康情報の収集・理解能力，いわゆるヘルスリテラシーの低い者，あるいは健康づくりに対する意識の低い者に対しても効果的なアプローチ法であるとは言い難い。Volk et al. (2008) は，前立腺がん検診の受診を促す効果的な方略の検討において介入群にはドラマ調の映像，統制群には同様の内容を文章を中心にまとめたブックレットにより情報提供をおこなっている。その結果，ヘルスリテラシーの高い者については，鍵となる要素を素早く学ぶことのできるブックレットを用いた介入が有効であったこと，およびヘルスリテラシーの低い者については楽しみながら学習が可能な映像媒体をもちいた方略が有用であったことを報告している。このような，ヘルスリテラシーの低い対象者や健康意識の低い対象者においても知識の向上，望ましい態度の形成，および健康行動の実施を促すために，娯楽的要素を取り入れたヘルスコミュニケーションの方略は，エンターテイメント教育と呼ばれている。

1　エンターテイメント教育の定義と発展

　エンターテイメント教育は，「娯楽的要素と教育的要素の両方を持つメッセージを用い，対象者の知識の向上，望ましい態度の形成，社会的規範意識，および行動の改善を目的とする教育的な情報提供」と定義されている (Singhal et al., 2001)。エンターテイメント教育を適用した介入では，ラジオ，テレビ，楽曲，フィルム，デジタルゲーム，コンピューター，および漫画といった対象者にとって受託可能性の高い情報媒体が用いられている (Singhal et al., 2001)。

　健康づくりにおけるエンターテイメント性の高い情報媒体の活用は，1950年代から始まったとされる。しかしながら，手法が取り入れられ始

た当初は,学術,および教育の世界から,教養のない手法と評価され,実践での活用は限られたものであった (Branscum & Sharma, 2009)。しかしながら現在では,その有用性が検証され,健康増進の分野においても主要な一手法として位置付けられている (Randolph et al., 2012)。特によくもちいられる漫画によるヘルスコミュニケーションについては,実践研究のシステマティックレビューがおこなわれるほど,活用は進んでいる (Branscum & Sharma, 2009)。

2 理論的背景

エンターテイメント教育の理論的背景については,いくつかの理論により説明がなされている。ここでは代表的なものとして (a) ナラティブ (narrative:物語) アプローチ,(b) 社会的認知理論におけるモデリング,および (c) 視覚効果,について解説する。

エンターテイメント教育の手法をもちいた健康づくり情報の提供では,通常もちいられる健康行動の方法や利益に関する説明文や箇条書き形式の情報提供とは異なり,登場人物が健康行動を獲得していく物語により情報が提供されることが多い。このような方法はナラティブアプローチと呼ばれている。情報媒体の登場人物が望ましい健康行動を獲得していく形式での情報提供は,内容への共感,登場人物や内容の同一視,事例的理解,といったナラティブアプローチ特有の心理的効果が媒介し,健康行動の実施に対する望ましい態度の形成や行動変容に貢献すると考えられている (Cooper et al., 2000)。

ナラティブな健康情報に触れることは,健康行動の観察学習 (Bandura, 1971 (原野・福島訳,1985)) を通じた学習効果の促進が期待される (Fossard & Lande, 2008)。そのため,人の認知,行動,および環境は相互に影響を及ぼし合っているという社会的認知理論 (Bandura, 1999 ; 2001) も中核的な理論的背景であると位置づけられている。

さらに,視覚情報を用いることによる内容理解の促進といった視覚効果による肯定的な影響も期待される。これらの理論的背景からもわかるように,エンターテイメント教育手法の活用は,楽しさ,現実感,および感情移入・

同一視の促進といった健康情報の知覚・認知において特有の心理的利得が期待される（van Leeuwen et al., 2013；Quintero Johnson et al., 2013；Volk et al., 2008）。

3 エンターテイメント教育の実践

エンターテイメント教育を適用した事例としては，多くの実践研究による成果が報告されている。van Leeuwen et al.（2013）は，オランダにおいて未成年飲酒防止に対するテレビドラマを使った介入をおこない，教育水準の低い者においても行動の実施に対する意図，および規範意識が向上したことを報告している。Hernandez & Organista（2013）は，ラテン系アメリカ人を対象としてメンタルヘルスサービスの活用を促すために，援助要請行動の育成を意図して，写真をもちいたブックレットによる介入をおこない，サービス利用に対するスティグマ（stigma：否定的な印象）の低減，治療行動に対するセルフエフィカシー，および意図の向上を報告している。さらに，el-Setouhy & Rio（2003）によりエジプトで実施されたリンパ管フィラリア症の知識教育に用いられた漫画や，Jibaja-Weiss et al.（2011）による米国における乳がんの発症から治療までの過程の学習を意図したビデオやアニメーションによるプログラムなど，一部の情報媒体は，ウェブサイトで閲覧が可能である（リンパ管フィラリア症の啓発を意図した漫画：WHO, 2004；乳がんに対する疾患理解を促すプログラム：Baylor College of Medicine, 2014）。

エンターテイメント教育の実践における課題としては，開発にかかる費用が挙げられる。特にテレビやラジオといった情報媒体を用いたヘルスコミュニケーションでは，多額の費用が必要となる。そのため，開発費の確保は，重要な課題となる（Fossard & Lande, 2008）。

第7節 事前試行の実施

情報媒体の開発においては，開発した媒体の試行の重要性も示されている。CDC（2011）においては，効果的な情報媒体の開発に加え，事前試行，お

よびその結果に基づく情報媒体の修正がヘルスコミュニケーション実践の要件として挙げられている。

　事前試行には，パイロットスタディ，およびフィージビリティスタディという近似した方法が存在する。Whitehead et al. (2014) のパイロットスタディ，およびフィージビリティスタディに関する解説論文をもとに整理すると，パイロットスタディは，「プログラムにおいて使用する情報媒体が機能するか否かを確認するための主研究と同様の方法論を用いておこなう小規模な研究」と定義することができる。一方，フィージビリティスタディについては，「プログラムの内容や情報媒体の修正をおこなうために必要な対象者からのフィードバックを得るための研究」と定義できるであろう。それぞれの研究における評価指標として，パイロットスタディでは，実際の介入で測定を予定している主要評価項目（primary outcome）および，副次評価項目（secondary outcome）が挙げられる。一方，フィージビリティスタディでは，プログラム参加に対する同意の割合，追跡調査への参加の割合，インタビューや自由記述に基づく情報媒体に対する意見，および健康づくりの専門家による有用性評価といった内容が挙げられる（MacGregor et al., 2006）。

第8章
効果の評価と改善の実施

　Bauman et al.（2006）は，ヘルスコミュニケーションにおける効果の評価指標について対象者の心理，行動的な変容の視点から短期，中期，および長期の3段階に大別している。具体的には，短期的な効果指標として健康行動に対する認知・知識・理解，中期的な効果指標として健康行動に対する信念・セルフエフィカシー，および長期的な効果として健康行動の獲得，を挙げている。これらの認知，および行動の変容は，介入の進行に伴い段階的に評価する必要がある。Bauman et al.（2006）は，ヘルスコミュニケーションにおける評価について，プログラムによる効果に関する評価であるアウトカム（outcome）評価，およびプログラムの過程に対する評価であるプロセス（process）評価の重要性を示唆している。評価に関する調査の方法では，質的調査，および量的調査を組み合わせた多角的な評価の重要性が示唆されている（Kreps, 2011）。さらに，ヘルスコミュニケーションでは，リ・エイム（RE-AIM）に代表される包括的な評価枠組みの適用についても推奨されている。
　第8章では，ヘルスコミュニケーションにおける評価の方法として，アウトカム評価，プロセス評価，および評価枠組みの適用，について概説する。

第1節　アウトカム評価

　アウトカム評価は，ヘルスコミュニケーションによる健康行動の獲得に関

連する変数の評価と定義されている（Bauman et al., 2006）。ヘルスコミュニケーションによる対象者個人の変容に関するアウトカム評価の枠組みについて，Randolph et al.（2012）は，知識（knowledge），態度（attitude），および行動の実践（practice）を挙げ，KAP という枠組みを提案している。Randolph et al.（2012）は，特に知識の評価内容として，介入で扱った内容の想起（記憶），内容理解，および健康に関する知識を挙げ，行動の先行因子に対する詳細な評価を重視している。また，実際の介入では，形態特性（Arao et al., 2007），血清値（Gerstel et al., 2013），および健康関連 QOL（Keyserling et al., 2008）といった，行動の獲得による身体的健康，および心理的健康の向上についても評価がおこなわれている。

第2節　プロセス評価

　ヘルスコミュニケーションにおける評価では，介入によるアウトカムの評価のみならず，アウトカムの改善に貢献した要因を明らかにし，因果関係にまで言及するためにヘルスコミュニケーションの過程において対象者の変容に影響を及ぼした要因についても評価が推奨されている（Aarva et al., 1997）。このような要因に関する評価は，プロセス評価と呼ばれている（Bauman & Chau, 2009）。プロセス評価は，目的とする健康行動，およびその先行因子となる要因の中間評価に加え，ヘルスコミュニケーションによる健康情報を見聞きした頻度といった対象者とヘルスコミュニケーションとの関連性，ポスターなどの設置枚数，プログラムに用いたパンフレットの普及状況，外部情報機関からの注目度，および情報媒体の満足度評価といった，対象者が目的とする行動や意識の変容に至るまでの過程に関連する広範な変数の評価である（Bauman et al., 2006）。情報媒体の評価に関しては，表 8-1 に示すような情報媒体の受け入れやすさ・有用性を評価する尺度の構成が試みられている（島崎他，2013a）。

表8-1　情報媒体の受け入れやすさ・有用性評価尺度

構成概念	質問項目
受け入れやすさ	
1．理解しやすさ	今回の（介入媒体）は，あなたにとってどの程度理解しやすいものでしたか。
2．親しみやすさ	今回の（介入媒体）の言葉づかい，イラスト，および表は親しみやすいと思いましたか。
3．配信媒体の受け入れやすさ	今回の情報配信の方法（介入媒体）は，あなたにとって受け入れやすいものでしたか。
有用性	
4．健康行動の恩恵に関する理解	今回の（介入媒体）を読んで，健康的な行動をすることで得られる利益（健康の維持・向上など）について理解できましたか。
5．内容の有用性	今回の（介入媒体）の内容は，あなたにとってどの程度役に立つものでしたか。
6．個人に合った情報提供	今回の（介入媒体）は，あなたの現状，あるいはあなたが行わなければと考えていた内容と合っていましたか。

(出所)　島崎他（2013a）をもとに作成。

第3節　評価枠組みの適用

　従来，ヘルスコミュニケーションの成果については，対象者に与えたプログラムの効果を示すエフィカシー（efficacy）と，プログラムの実施により網羅できた対象者の範囲を示すリーチ（reach）の2つの側面からの評価がなされてきた（Abrams et al., 1996）。しかしながらNoar（2012）のキャンペーン型介入プログラムの開発に関する総説論文では，ほとんどのキャンペーン型介入が適切なデザインで効果を評価していない，および使用している測定指標の信頼性・妥当性が確認されていない，といった問題点が指摘されている。そのため，ヘルスコミュニケーションの評価においては，知見の一般化の可能性を高めるために，統合的な評価枠組みも活用されている。代表的な評価枠組みであるリ・エイム（RE-AIM）では，表8-2に示すように，対象集団への介入の到達度（Reach），個人の介入効果を示す有用性（Efficacy / Effectiveness），介入の採択度（Adaption），介入の遂行精度（Implementation），および介入の継続性（Maintenance）という視点からの評価が重視

表 8-2 RE-AIM の領域

領域	内容	評価の水準
Reach（到達度）	対象とする集団の中で，介入に参加した者の割合	個人
Efficacy（有用性）	・ガイドラインに到達した者の割合 ・肯定的な成果から否定的な成果を差し引いた有効性の評価	個人
Adaption（介入の採択度）	介入の内容が組織・地域などの集団，既存の実践，および計画に採択された割合	組織
Implementation（介入の遂行精度）	意図したプログラムが現実世界で意図通りに実行された程度	組織
Maintenance（介入の継続性）	・個人における望ましい行動変容の持続性 ・組織における政策や介入の持続性	個人・集団

（出所） Glasgow et al.（1999）および重松・鎌田（2013）をもとに作成。

されている（Glasgow et al., 1999；RE-AIM website, 2013；重松・鎌田, 2013）。

第 3 部

▼

地域における ヘルスコミュニケーションの 実践

第9章
研究室と現場をつなぐ橋渡し

　ヘルスコミュニケーションについては，数多くの有益な基礎研究，および応用研究による成果が報告されている。これらの科学的根拠に基づく実践 (evidence based practice) を地域，学校，職場，国といった多様な水準で実践することは，ヘルスコミュニケーションの学問分野としての発展のみならず，社会への貢献という視点でも意義深い。

　研究知見の社会的還元を試みる取組はトランスレーショナルリサーチ (translational research) と呼ばれており（重松・鎌田，2013)，わが国における健康づくりの分野においても，いくつかの事例が報告されている。たとえば，『体育の科学』2014年12月号では，「身体活動普及のための橋渡し研究」という題目で特集が組まれ，地域全体，高齢者，および幼児を対象とした身体活動実施の支援を目的とした橋渡し研究の事例が紹介されている（岡，2014)。

　第3部では我々の研究グループが3年間にわたりおこなった地域におけるヘルスコミュニケーションの実践事例について紹介する。特に第9章では，地域におけるヘルスコミュニケーションの実践をおこなった埼玉県比企郡ときがわ町からの依頼の経緯，およびときがわ町の特徴について紹介する。

第1節　埼玉県比企郡ときがわ町での
　　　　健康づくり実践研究開始の経緯

　今回の試みに先立ち，早稲田大学応用健康科学研究室（代表：竹中晃二　人

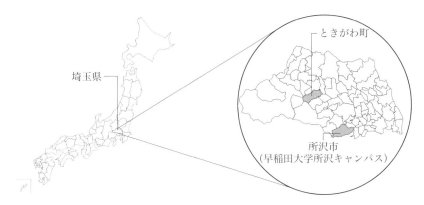

図 9-1　埼玉県比企郡ときがわ町の位置
(出所)　Shimazaki et al. (in press) 一部改訂．

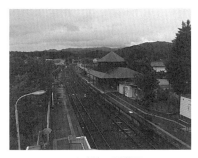
JR 八高線　明覚駅

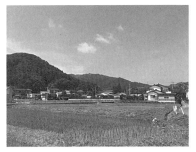
ときがわ町の風景

図 9-2　ときがわ町の風景
(出所)　Shimazaki et al. (in press) 一部改訂．

間科学学術院教授)に対して，埼玉県比企郡ときがわ町(以下「ときがわ町」とする)から地域住民を対象とした健康づくり推進に対する協力の依頼があった．そこでこの実践では，我々大学において健康科学の研究・実践をおこなう専門家，ときがわ町における行政機関，地域組織や商工会の代表者により構成される住民に対して健康づくりを推進する委員会である「健康づくり開発委員会」を設置し，地域住民を対象としたヘルスコミュニケーションを実施することが決定された．

第2節　ときがわ町の特徴

　ときがわ町（図9-1および図9-2）は，埼玉県の中央部に位置し，55.77km^{2}の面積に2016年9月1日現在で4,718世帯12,324人が生活する町である。町の面積のおよそ70％は，杉，および檜の山林が占めており，豊かな自然に囲まれた地域である。反面，公共の交通機関は少なく，坂道も多いため，住民の移動手段は，高齢者であっても自家用車が主流である。そのため，中高年の住民を中心に身体的な不活動は，深刻な健康問題として捉えられていた。

　住民の人口構成の特徴としては，5歳刻み人口において，60―64歳の割合が高く，さらに高齢化率が29％であることが挙げられる（埼玉県ときがわ町，2015）。健康づくり推進に関して，ときがわ町からの依頼の主訴としては，特に定年退職前後の住民を対象とした健康づくり施策を強化し，長期的に健康寿命を延伸させたいというものであった。

第10章 健康課題を把握するフォーマティブリサーチとプログラム開発

　ときがわ町におけるヘルスコミュニケーションの計画に先立ち，まず取り組むべき健康課題および，効果的な情報普及の経路等に関する基礎資料を得ることが必要であった。そのため，日頃から住民に接する機会の多い，ときがわ町の行政職員を対象としたフォーマティブリサーチをおこなった。今回のフォーマティブリサーチでは，第2部にて紹介したソーシャルマーケティングの枠組みを手がかりに，ときがわ町の健康づくりにおける課題，および効果的な情報提供の方法に関して調査した。

　第10章では，フォーマティブリサーチに基づく基礎資料の取得からプログラムの開発について紹介する。

　なお今回の取り組みにおいては，対象者がプログラムの目的により決定されること（population），規則や法律の変更が困難であること（policies），および介入を実施するパートナーが健康づくり開発委員会を中心とすること（partnerships）が前提条件であったため，＋3Psを除く4Psに関して調査をおこなった。

第1節　行政職員を対象としたフォーマティブリサーチ

1　調査方法および手続き

　この調査では，ときがわ町行政機関に在職する保健師，産業観光課職員，企画財政課職員，生涯学習課職員，体育センター職員，および町民課職員か

ら計10名を対象とした。

調査方法は，Bauman & Chau（2009）の推奨するフォーカスグループインタビューであった。フォーカスグループインタビューとは，ある設定されたテーマに対して，選ばれた複数の個人によっておこなわれる議論のことである（Vaughn et al., 1996（井下他訳, 2009））。フォーカスグループインタビューは，議論を通じて設定されたテーマに対する具体的な意見や情報を把握することが可能であるという利点を持つことから，健康行動変容を目的としたプログラムの開発に先立つ基礎資料の収集においてもその有用性が報告されている（Gittelsohn et al., 2006）。

調査では，はじめにプログラムの目的（Product）に関する調査をおこなった。その後，プログラムの目的を達成するための方略について，ソーシャルマーケティングの枠組みに基づき町の健康づくりにおける課題，および効果的な情報提供の方法について尋ねた。

インタビューの内容は，対象者の許可を得た上でICレコーダーに録音した。セッションは，概ね1時間程度であった。調査結果の分析は，司会者のメモ，および録音内容から作成した逐語録をもとに2名の研究者によりVaughn et al.（1996（井下他訳, 2009））の手続きによりおこなった。

2　フォーカスグループインタビューの結果

1）焦点をあてる健康課題

分析の結果，まずプログラムの目的とするべき内容として，一次予防的介入，健康意識の底上げ，健康診査の受診率向上，中高年住民の健康習慣づくり，老後の生きがいづくり，運動実施の支援，および個人で実施可能な身体活動の情報提供，が挙げられた（表10-1）。

2）効果的な健康情報の普及方略

効果的な情報提供の方法について，表10-2に示す。情報の普及に適した場所については，性別によって日頃集まる場所が異なるといった特徴があるとの指摘があった。また，普及の方法については，行事や教室，広報紙といった，ときがわ町に従来からある情報資源に加え，今まで取り組まれてこ

表10-1 プログラムの目的とするべき健康課題

カテゴリ	得られた意見
一次予防的介入	従来の介入は，疾病に対する二次予防的介入が主であった。
健康意識の底上げ	すでに健康づくりをおこなっている人ではなく，新規に健康づくりをおこなう人をいかに増やすかを考える必要がある。
健康診査の受診率向上	申し込みのない人たちに対して個人宛に再三連絡をしても受診率は4割程度であり，なんらかの取り組みが必要である。
中高年住民の健康習慣づくり	仕事をしているときは忙しくて自分の身体に注意がいかないが，定年後に病気になる人が多い。
老後の生きがいづくり	ただ健康というだけでなく，老後の楽しさ，生きがいにつながるようなはたらきかけが必要である。
運動実施の支援	対象者にとって，自分に合った運動を発見する機会を提供できればよい。
個人で実施可能な身体活動の情報提供	・時間やスケジュールが合わない，人付き合いの煩わしさから個人でできる身体活動に興味を持っている人が多い。 ・人付き合いの煩わしさが少ない，ウォーキングなどは実施してもらいやすい。

なかった，健康づくりを意図した冊子等の情報媒体の作成が望まれていることが明らかになった。

3 調査により得られた知見と考察
1) ターゲット行動およびアプローチ法

行政機関に在職する職員を対象とした調査の結果，まずプログラムの目的としては，成人住民全体に共通する健康課題として一次予防的介入，健康意識の底上げ，運動実施の支援，および個人で実施可能な身体活動の情報提供といった課題が挙げられていた。一方，特定の対象集団に焦点をあてた健康課題としては，健康診査の受診率向上，中高年住民の健康習慣づくり，および老後の生きがいづくり，といった課題も挙げられていた。そのため，ポピュレーションアプローチによる一次予防に関する情報提供を通じた地域住民の健康意識の底上げ，および特定の対象集団に焦点をあてたターゲット化・セグメント化介入を併せて実施することが重要であると考えられた。

情報提供の内容に関しては，運動実施の支援，および個人でできる身体活

表 10-2　ソーシャルマーケティングの枠組みに基づく介入方略

4Ps	カテゴリ	得られた意見
Product	ときがわ町の健康づくり	老後の生きがいづくり，運動実施の支援，一次予防的介入，中高年住民の健康習慣づくり，個人でできる身体活動の情報提供，健康意識の底上げ，健康診査の受診率向上
Price	移動の困難さ	健康行動をおこなっていない人たちは，移動してまで健康教室などには来ない。
	グループ参加への拒否	健康づくり（料理教室への参加）に興味がある人はいるが，グループに参加して役員をやらされるのが嫌なので参加しない人もいる。
	コミュニティのなさ	高齢者は，コミュニティが少なく情報が広がりにくい。
Place	町民が集まりやすい場所	病院，食事処，ガソリンスタンド，コンビニエンスストア，郵便局，生涯学習施設，農協，ホームセンター，農産物品直売所
	男性が集まりやすい場所	居酒屋，シルバー人材センター
	女性が集まりやすい場所	スーパーマーケット
Promotion	家族と一緒に参加できる行事	家族と一緒に参加できる行事には，人が集まる。
	子どもの行事との組み合わせ	餅つきなど，子どもの集まる楽しい行事には人が集まる。
	新聞の活用	町内の新聞を活用する。
	健康づくりイベントカレンダー	町内の運動施設，健康づくりイベントの情報を知るために，カレンダーを作る。
	広報紙の活用	広報誌を活用した募集が有効である。
	口コミ	口コミで行事に参加してもらう。
	個別の郵送	世帯に郵送するのも情報の普及に役立つ。
	効果的な情報媒体の開発	・女性は，華やかなデザインの情報媒体に引かれる。 ・情報媒体は，文字は大きくしたほうがよい。 ・キーワード程度でまとめられた情報媒体は，よりよい。
	ロールモデルの紹介	「私の健康法」などの情報提供は有用であると感じる。
	インセンティブ（報酬）の提供	・何か簡単なインセンティブをつけるとよい。 ・野菜などのインセンティブがあると人が集まる。
	実行可能性の高い内容	住民は，すぐに実践できて効果を感じられるものを求めている。
	新たな散歩コース	新たな散歩コースを作成し，情報を提供する。
	料理教室	料理教室に対する参加者の満足度は高い。
	スローガン	若い人たちにも親しみを持ってもらうためにスローガンやキャラクターを使う。

動に関する情報提供が挙げられた。そのため，プログラムにおいては，特に身体活動の実施に焦点をあてた介入が必要であると考えられる。介入の目的とするべき健康課題として挙げられた，個人で実施可能な身体活動の情報提供のカテゴリは，健康行動を妨げる要因（Price）のカテゴリとも近似し，グループ参加への拒否，および移動の困難さといった健康行動を妨げる要因が挙げられたこととも共通する結果であった。そのため，ヘルスコミュニケーションプログラムの開発においては，個人，家族，および近しい友人など，対象者の生活の中で実践可能な健康づくりに関する情報の提供が必要であると考えられた。

2）健康づくり情報の普及方法

対象者への効果的な情報普及の場所（Place），および方法（Promotion）ついては，行事，新聞，カレンダー，広報紙，および口コミなどを用い，対象者の生活形態，および趣向に適合するよう，多様な情報媒体を用いることが有用であると推察された。プログラムの目的に一次予防介入の必要性が指摘されていたことからも，健康情報を，多様な情報媒体を用いて広く普及させる必要があると考えられた。

第2節　ときがわ町における介入プログラムの具体化

フォーマティブリサーチの知見をもとに，ときがわ町健康づくり開発委員会で合議をおこなった結果，ヘルスコミュニケーションにおいて取り組むべき課題として（a）健康診査の受診率向上を目的とした健康診査の魅力づくり，（b）中高年住民に焦点をあてた生活習慣の改善に関する介入，および（c）一次予防を目的とした介入の実施による住民の健康意識の底上げ，に焦点をあてることが決定された。さらに，これらの目標を達成するための健康行動として，住民の実行可能性を考慮し，身体活動の実施，および食習慣の改善に焦点をあてることとなった。ときがわ町におけるヘルスコミュニケーション実践の概要を図10-1に示す。

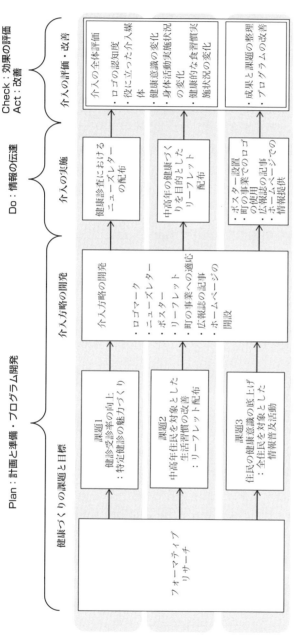

図10-1　ときがわ町におけるヘルスコミュニケーション実践の概要

第3節　ときがわ町との調整と具体的な方向性の決定

1　実行可能性の考慮

プログラムの開発に先立ち，介入の実行可能性について，ときがわ町の保健センター職員と議論した。その結果，研究者が情報媒体を開発し，普及させることに加え，従来からおこなっているときがわ町の事業に健康づくりの要素を組み込むことが可能であるという意見が得られた。

2　行動変容理論・モデルおよび行動変容技法の活用

行政職員を対象としたフォーマティブリサーチにおいては，「住民にとって実行可能性の高い健康行動の推奨」が必要とされていた。さらに後述する，中高年住民を対象としたフォーマティブリサーチにおいては，身体活動の実施を妨げる要因として，「運動はできないという決めつけ，およびできない理由の合理化」が挙げられていた。そのため，今回の取り組みにおける中核的な理論・モデルとして，スモールチェンジ方略を採用した。また，健康行動の継続・習慣化を支援するために，トランスセオレティカルモデルを採用した。

3　ブランディング

今回のプログラムでは，健康づくりの課題が複数存在していたため，単一

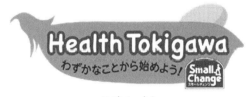
ロゴマーク1

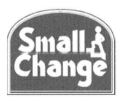
ロゴマーク2

図10-2　プログラムにおいて作成したロゴマーク

の情報媒体の使用にとどまらず，健康づくりの課題に合わせて多様な情報媒体を使用する必要があった。そのため，ブランディングの手法を活用し，キャッチフレーズ，およびロゴマークのもとに多様な情報媒体が集約されるキャンペーン型介入の形式をとることが決定された。まずヘルスコミュニケーションを専門分野とする大学教員，大学院生，およびときがわ町保健センターに在職する職員5名の合議により，ブランドアイデンティティを決定した。その結果，プログラムにおける中核的な理論であり，ときがわ町の健康づくりの課題とも適合度の高い「スモールチェンジ」をスローガンとすることを決定した。また，これらの合議の内容をもとにして，出版社に依頼し，情報媒体に付与することが可能なロゴマークを作成した。ロゴマークの作成では，農業が盛んな町であるということから，野菜を使用したサンプルを数種類作成し，最終的に図10-2に示すものとした。また，スローガン，およびロゴマークは，ブランドアイデンティティの理解を明確にするため，「健康づくりのためにわずかなことから始めよう！」，「いまできるわずかなことから始めてみませんか？」といった補足となる文章を付与した。

4　地域との連携・パートナーシップの構築による普及

健康情報の普及については，ときがわ町健康づくり開発委員会を拠点とし，商店，病院，および観光施設に対して呼びかけをおこない，ポスターの設置，およびリーフレットの配布に対する協力を得た。

第4節　健康情報媒体の開発

今回のプログラムでは，(a) 研究者による介入媒体の開発，および (b) ときがわ町で実施する健康施策・資源の強化，により健康づくり情報を開発し普及することを決定した（図10-3，図10-4）。また，開発した介入媒体については，事前試行として，媒体の作成に対して協力を依頼した出版社の社員，および本研究の実施に関与していない研究室内の大学院生に介入媒体の評価を依頼し，評価の結果をもとに媒体の改善をおこなった上で実際のプロ

第10章 健康課題を把握するフォーマティブリサーチとプログラム開発 119

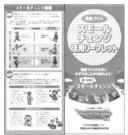
リーフレット
町全戸に配布

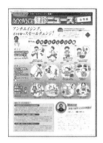
ニューズレター
健康診査の際に
年1回配布

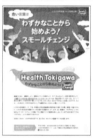
ポスター
2種類のポスターを500枚
ずつ町の商店などに設置

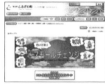
ウェブサイト
リーフレットや健康
教室の情報を掲載

図10-3　研究者の開発した情報媒体の普及

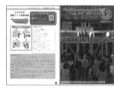
広報紙
毎月1回町全戸に配布
される広報紙に
健康づくりの内容を
1頁掲載

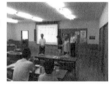
健康教室
年7回の健康教室で
スモールチェンジの
内容を紹介

イベント
年5回，健康づくりと
関係のないイベントで
健康づくりの内容を紹介

保健師作成ニューズレター
年1回保健師作成のニューズレ
ターをウェブサイト上で公開

図10-4　町で実施する健康施策への適用

（出所）　埼玉県ときがわ町（2015）。

グラムで使用した。

1 研究者による健康行動変容を目的とした介入媒体の開発
（1） 健診ニューズレター

健康診査に付加価値をつけ，特定健診の魅力を高めるために，受診者を対象とする一次予防を目的としたニューズレターを作成した。ニューズレターの具体的な内容，および成果の検証については，第 11 章にて報告する。

（2） 健康づくりリーフレット

中高年の健康習慣づくりを目的として，50-60 代の地域住民を対象としたフォーマティブリサーチの結果に基づくスモールチェンジ健康づくりリーフレットを開発した。リーフレットの開発過程，具体的な内容，および効果の検証については，第 12 章にて報告する。なお，開発したリーフレットは，50-60 代の町民に配布し，介入による効果について検討をおこなった後，行政職員を対象としたフォーマティブリサーチにおいて明らかになった地域住民が集まりやすい場所での配布，および町内全戸への郵送をおこなった。

（3） ポスター

住民に対するキャンペーン型介入の周知，および意識づけを目的として，スモールチェンジのスローガン，およびロゴマークを使用したポスターを作成し，行政職員を対象としたフォーマティブリサーチにより抽出された，地域住民が集まりやすい場所に設置を依頼した。

（4） 健康づくりウェブサイトの設置

町のホームページにおいて，キャンペーンに関する情報を提供するウェブサイトを設置し，情報提供を実施した。また，研究者の作成した情報媒体をウェブサイトにて掲載した。

2 ときがわ町で実施する健康施策・資源の強化
（1） イベント

健康づくりに対して関心のない住民に対しても情報提供をおこなうことを目的とし，町で実施している文化的行事などの健康づくりに直接関連のない

イベントにおいて，健康づくりに関する情報提供を実施した。
　(2)　健 康 教 室

　従来からときがわ町で実施していた健康教室において，スモールチェンジのキャッチフレーズ，およびロゴマークを用い，スモールチェンジ方略に関する情報提供を実施した。
　(3)　広　報　紙

　従来から毎月発行していた広報紙において，健康情報を掲載するページを設け，スモールチェンジ方略に関する情報提供を実施した。
　(4)　保健師作成のニューズレター

　保健センターに在職する保健師が，スモールチェンジ方略に関する情報を付与したニューズレターを作成し，ウェブサイト上で公開した。

第11章
健康診査における
ニューズレターの配布

　健康診査は，二次予防（早期発見・早期治療）の施策として多岐にわたる疾病を対象に実施されている。また，厚生労働省（2008b）は，生活習慣病に対する行政施策として，2008年よりメタボリックシンドロームに着目した特定健康診査，ならびに生活習慣の改善に関する指導をおこなう特定保健指導を実施している。この施策は，特定健康診査においてメタボリックシンドローム，およびその予備群と判定された受診者に対して生活習慣の改善に向けた特定保健指導を実施するというものである。特に，特定保健指導の実施については，健康行動変容，およびメタボリックシンドロームの改善に対する肯定的な影響が報告されている（田代他，2010；森口他，2011）。

　しかしながら，特定健康診査の課題として，受診率の向上，および特定保健指導の対象とならないものの，不健康な生活習慣を有しており，健康問題が顕在化していない受診者に対する支援が挙げられる。特に健康問題が顕在化していない者，すなわちメタボリックシンドローム予備群については，メタボリックシンドローム有症者とほぼ同数存在することが報告されている（厚生労働省，2008b）。したがって，健康診査においても一次予防を重視した取り組みをおこなうことで，将来的に生活習慣病罹患者の割合を低減することが可能であると考えられた。さらに，健康診査の受診に対して「受診すれば健康づくりに関する情報も得られる」という付加価値をつけることで，健康診査自体の魅力を高め，長期的に受診率を向上させることが可能であると推察された。

第11章では，受診者に対する一次予防，および健康診査の魅力を高め，長期的に健康診査の受診率を高めることを意図した取り組みについて紹介する。なお，ときがわ町では，成人を対象とした集団健康診査として，20―39歳を対象とした若者健診，40―74歳を対象とした特定健康診査，および75歳以上を対象とした後期高齢者健診がおこなわれている。健康診査における介入については，まず，2011年度に特定健康診査の受診者を対象として，対象者の健康行動実施状況に適合したニューズレターの配布をおこなった。2012年度においては，前年度の評価をもとに，すべての集団健康診査の受診者を対象として対象者の性別に適合したニューズレターを配布した。

　これらの成果に加え，介入を実施した2011年度から2013年度までの健康診査受診者数の推移，および特定健康診査の受診率の推移についてまとめる。

第1節　健康行動実施状況に適合したニューズレターの配布

　まず，2011年度においては，対象者の健康行動実施状況，ここではトランスセオレティカルモデルにおける行動変容ステージに適合したニューズレターの配布による受診者の健康意識の高揚，および健康行動の促進を目的とする介入をおこなった。

1　調査方法および手続き

　特定健康診査の受診者を対象として，事前調査の結果に基づき特定健康診査時にニューズレターを1回配布し，特定健康診査から2カ月後に事後調査をおこなった。事前調査，および事後調査の両方に対して有効な回答が得られた者は，246名であった。

　この介入では，まず対象者に送付する特定健康診査の申込書類に事前調査票を同封した。事前調査票は，特定健康診査の受診時に保健センター職員が受付にて回収した。その際，保健センター職員は，トランスセオレティカル

モデルにおける変容ステージへの回答結果に基づき，受診者の運動，および食習慣の変容ステージに適合したニューズレターを配布した。事後調査については，郵送によって調査票を送付し，回収をおこなった。なお，本研究の対象者とならない特定健康診査受診者，および他の健康診査の受診者に対しては，保健師が受付時に変容段階に関する質問をおこない，変容段階に応じたニューズレターを配布した。

介入による成果の評価指標としては，生活習慣の変容を評価するために，トランスセオレティカルモデルにおける変容ステージについて調査をおこなった。運動ステージについては，岡（2003a）の運動行動の変容段階尺度を用いた。変容ステージの評価については，「1回あたり20—30分の運動を週2-3回おこなうこと」に対する対象者の実施状況，および実施に対する動機づけについて回答を得た。食習慣ステージについては，Kristal et al.（1999）の食習慣の変容ステージ評価を参考に作成した尺度を用いた。変容ステージの評価については，「バランスのとれた食事，油分・塩分・糖分の制限，過食等の食行動全般に関する注意」に対する対象者の実施状況，および実施に対する動機づけについて回答を得た。ステージの区分は，いずれも，前熟考：私は（健康行動）をおこなっていないし，これから先もおこなうつもりはない，熟考：私は（健康行動）をおこなっていないが，これから6カ月以内に始めるつもりである，準備：私は（健康行動）をおこなっているが，定期的でない，実行：私は（健康行動）をおこなっているが，始めてから6カ月以内である，および維持：私は（健康行動）をおこなっていて，始めてから6カ月以上経過している，とした。

健康意識については，「同性または同年代の人と比べて，健康に対する意識が高いと思いますか」という設問について，5件法（まったく思わない—まさに思う）により回答を得た。

2　介入に用いたニューズレターの内容

ニューズレターの内容は，(a) 健康診査の目的，および結果の活用に関する情報，(b) 対象者の変容ステージに応じた運動および食習慣改善に関

第 11 章 健康診査におけるニューズレターの配布　125

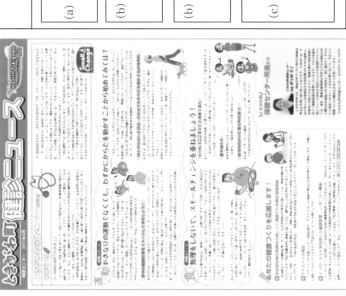

タイトル	
(a) 健康診査の目的・結果の活用に関する情報	
(b) 変容プロセス理論，およびスモールチェンジ方略に基づく運動の実施に関する情報（初期・後期）	
(b) 変容プロセス理論，およびスモールチェンジ方略に基づく食習慣の改善に関する情報（初期・後期）	(d) 保健センター所長のコメント
(c) 保健センターからの健康づくり支援に関する情報	

図 11-1　ニューズレターの構成

(出所)　鳥崎他 (2013b)。

する情報，(c) 介入地域の保健センターからの健康づくり支援に関する情報，および (d) 保健センター所長のコメントにより構成した（図11-1）。

変容ステージに応じた運動，および食習慣改善に関する情報については，竹中（2004）にならい，定期的に健康行動をおこなっていない前熟考，熟考，および準備を初期ステージ，すでに定期的に健康行動をおこなっている実行，および維持を後期ステージとし，対象者のレディネスに合わせた内容を構成した。具体的な情報提供の内容については，スモールチェンジ方略，および変容プロセス理論に基づき構成した。

これらの内容に基づいて，運動初期・後期，および食習慣初期・後期の組み合わせにより4種類のニューズレターを作成した。ニューズレターの具体的な内容については，表11-1に示す。

3 取り組みにより得られた成果

(1) 回答者の属性

回答者は，男性110名，女性136名であった。年代については，40代14名，50代27名，60代132名，および70代73名であった。

(2) 特定健康診査およびニューズレターの配布による健康行動変容

特定健康診査，およびニューズレターの配布による対象者の運動，および食習慣の変容について検討をおこなった。その結果，性別によらず，統計的に有意なステージの向上は確認されなかった。年代別に検討した結果も同様に，顕著なステージの向上を確認することはできなかった。

(3) 健康意識の変容

健康意識の変容について，介入による影響，および回答者の属性による調整変数効果の検討をおこなった。分析の結果，時期要因と性別要因による交互作用が認められ，女性においては，介入前と比較し，介入後に健康意識の向上が確認された（図11-2）。

4 考　察

2011年度においては，特定健康診査受診者を対象とし，対象者の行動変

表11-1 行動変容ステージに応じたニューズレターの内容

運動初期ステージ

いきなりの運動でなくても，わずかにからだを動かすことから始めてみては？［ドラマティック・リリーフ（認知的方略）］

あなたは，現在，運動を行っておらず，生活全般において活動量が少ないひとですね。現在のままでは，生活習慣病など内科疾患のみならず，腰や膝の痛みを引きおこしやすくなります。いきなり運動しなくてもよいのです。何でもよいのでからだを動かす活動を始めること，つまり身体活動量全般を増やすことについて，まずは『考えてみる』ことから始めませんか。

将来の健康状態をイメージしてみましょう！［自己再評価（認知的方略），スモールチェンジ方略］

あなたは，からだを動かすことについて，おっくうだ，しんどい，忙しいのに……と，その負担感ばかりに目を向けていませんか？でも，今の生活を少し変えるだけで，あなたの将来が変わってきます。まずはわかりやすい効果をイメージしてみてください。たとえば，体重が減る，階段を上がっても息が切れない，「よいしょ」と言わなくなる，病気になりにくい，などの効果です。
一方，このまま身体活動量が少ない状態が続くと，あなたのからだは将来どうなってしまうでしょうか。その時，周囲やご家族に与える影響はどのようなものかを想像してみましょう。今，わずかに何かをおこなうことで，あなたの将来は今よりずっとよくなっていきます。活発にからだを動かし，元気になったあなたを想像してみましょう。
運動が嫌い，不得意，おこなう自信がない，時間がないというあなた，運動でなくても，日常生活の中で身体活動を増やすこと，たとえばちょっとそこまでクルマではなく歩いていく，庭仕事や農作業を積極的におこなうなどでも疾病の予防になっていきます。

何もやらないよりは，わずかでもからだを動かす方が効果的［意識の高揚（認知的方略），スモールチェンジ方略］

まずは，目の前のできることから始めましょう。何もやらないよりは，わずかなことでも何かをやった方がよいのです。まずは，普段着のままでもできるストレッチや散歩，階段上がりにチャレンジしてみましょう。
何をやったらよいかと悩んでいるあなた，あなたに合った運動の仕方や生活活動の増やし方について，一度，保健センターで相談してみませんか。きっとよいアドバイスがもらえますよ。

運動後期ステージ

ときどきを定期的に！［意識の高揚（認知的方略）］

あなたは，現在，日常生活において，ときどきは活発にからだを動かしたり，なんらかの運動もおこなうように心がけていますね。しかし，それらの活動では，健康づくりのために必要とされている身体活動量としては十分とは言えないかもしれません。生活習慣病の予防だけでなく，日々疲労感なく活動的に過ごすために，もう一段高いレベルに上げていきましょう。

週1回程度の運動から始め，継続できる楽しみを！［反対条件づけ（行動的方略）］

あなたは，今まで，たとえ「ときどき」にしても，日常生活の中で積極的にからだを動かし，また運動をおこなおうと心がけてこられました。素晴らしいことです。なかなかできることではありません。今後，おこなうべきあなたの課題は，「ときどき」を「定期的」に変えていくことです。
あなたにおすすめの健康づくりは，活動的な生活を継続すること，運動に関してなら週1回1時間程度のウォーキング，自転車運動，またはダンスなど，あるいは週1回40分程度のエアロビクス，水泳，ジョギング，テニス，またはサッカーなどの実践です。

これらの活動は，まとめておこなっても，週2回，週3回，あるいは週6回といったように分割しておこなっても結構です。ウォーキングならば，週1回で60分程度，週2回ならば1回30分程度，週3回ならば1回20分程度というように分割しておこなうことができます。

継続するために工夫しましょう［刺激コントロール・援助関係・自己解放（行動的方略），スモールチェンジ方略）］
　冷蔵庫に，あなたが実践したい運動についての目標値（たとえば歩数や時間）を貼っておく，いつも運動をすることを思い出させるために，玄関の目立つところにウォーキングシューズをわざとらしく置いておく，部屋にトレーニングウエアを飾るなど，実践のためのきっかけや合図になるものを身の回りにちりばめましょう。
　現在の活動状況を把握しましょう。いつ，どこで，どのくらいの活動をおこなっているでしょうか。その状況をもとに，きわめて具体的で実現できそうな目標をたてましょう。ただ，目標が達成できなかったとしても，それはあなたのせいではなく，無理な目標のせいです。95％達成可能で短期的な目標をたてましょう。
　家族やお友達の方に，応援してもらったり，一緒に運動をおこなえるように頼んでみましょう。また，彼らの前で「やるぞ！」と宣言するのは決心を固めるためにとてもよい方法です。

食習慣初期ステージ

無理をしないで，スモールチェンジを重ねましょう！
［意識の高揚・自己再評価・ドラマティック・リリーフ（認知的方略），スモールチェンジ方略］
　あなたの食事時間は，結構バラバラ，お腹が減りすぎて一気食い，好きな食品ばかり食べる，あるいは油分・塩分・糖分のどれかが多い，アルコール飲料の取りすぎ，といったように，食事に関していくらかの問題を抱えているのかもしれませんね。このままでいると，内臓に負担が重くなり，メタボや肥満だけでなく，さまざまな疾患をかかえることになってしまいます。まずは，できることから，わずかなチェンジ，そう，スモールチェンジを積み重ねていきましょう。
　どんなスモールチェンジができそうでしょうか。遅い時間は，お腹が減りすぎていて食べすぎてしまいます。油分や量を少し減らして，翌朝の朝食を楽しみましょう。好きな食品にこだわらないで，いろいろと異なる食品を，また少しでもよいので先に野菜を食べましょう。

いつも「ここまで」と決めておく［意識の高揚（認知的方略），スモールチェンジ方略］
　アルコール飲料や間食（お菓子など）は，いつも「ここまで」と量や頻度をあらかじめ決めておきましょう。全部我慢しなくてもよいのです。長く続けられるように，少しの我慢，スモールチェンジを心がけましょう。

量を減らす［意識の高揚（認知的方略），スモールチェンジ方略］
　残す勇気を持ちましょう。どうしても，もったいないと思う人は前もって量を減らしてから食べ始めましょう。

塩分の代わりに香辛料を使う［意識の高揚（認知的方略），スモールチェンジ方略］
　お酢，レモンなどの酸味，こしょう，カレー粉，ショウガなどの香辛料は塩分がゼロなので，味付けに使ってください。

食習慣後期ステージ

我慢よりも工夫を！［意識の高揚（認知的方略），強化マネジメント（行動的方略）］
　あなたは，食品のバランスを考えたり，ひじきや野菜を多めに摂るなど，食事に気を使っておられますね。続けているのはすごいことです。ただ，禁欲的な食事は続かないので，たまには好物を食べたり，家族や友人との食事を楽しみましょう。

量を減らすコツ［反対条件づけ（行動的方略），スモールチェンジ方略］

食べたり飲んだりしているときに，今までよりも量を少なくするコツがあります。大袋に入っている食品は小分けにしたり，料理は大皿に盛って好きなだけ食べないで，それぞれ小皿に取り分けてから食べましょう。お茶碗や食器を小ぶりにすると，よそいすぎを防ぐことができます。

何を食べたのかをメモしていく［スモールチェンジ方略］
　知らない間に食べてしまっていることはよくあるものです。1日のうち，朝，昼，晩，そしてそれらの間に自分は何を口にしたかを書き留めておくと，食べる食品の偏りや量について知ることができます。わかれば，改善しやすくなりますね。

気を紛らわせる［反対条件づけ（行動的方略），スモールチェンジ方略］
　どうしても食べたい，飲みたいと思ったときは，散歩をしたり，ストレッチなどからだを動かして気を紛らわせると衝動がおさまりやすくなります。深呼吸や背伸びをするだけでも少し我慢をすることができます。

揚げ物や肉料理の回数を決める［スモールチェンジ方略］
　1週間や1日にとる揚げ物や肉料理の量・頻度をあらかじめ決めましょう。たとえば，天ぷらや脂身のお肉は週1回にするなどです。

（出所）島崎他（2013b）。

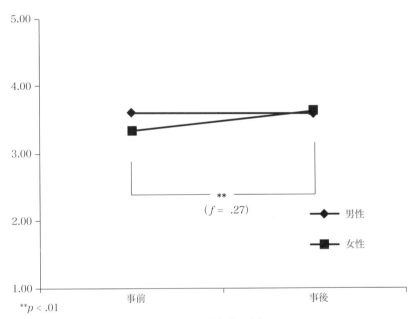

$**p < .01$

図11-2　健康意識の変化

（注）　性別要因×時期要因×ステージ要因による3要因の分散分析結果をもとに作成；
　　　Cohen's f；効果量小 =.10，効果量中 =.25，効果量大 =.40（鈴川・豊田，2012）

容ステージに適合したニューズレターの配布をおこなった。

　その結果，女性においては，健康意識の向上が認められた。しかしながら，運動，食習慣の変容に対しては，肯定的な影響を確認することができなかった。Ajzen (1991) は，人間の社会的行動について，態度，主観的規範，および主観的身体統制感が先行因子となり，行動実践への意図を規定し，実際の行動の予測因子となり得るとする計画的行動理論を提唱している。また，Cavill & Bauman (2004) によると，健康行動変容を目的とした介入の初期においては，行動の実施に対して直接的な影響を意図した介入の実施よりも，健康行動の実施に対する意識や知識など，行動の先行因子となる要因に対するはたらきかけが推奨されている。本研究の結果，女性においては，ニューズレターの配布が，行動の先行因子となる心理的変数に肯定的な影響を与えたと考えられる。本研究において行動の変容が十分に確認されなかった理由としては，Lutes & Steinbaugh (2010) により指摘されている行動実践への意図と行動実施との不一致が影響していると考えられる。Lutes & Steinbaugh (2010) は，この不一致について，動機づけ，および行動の計画が，意図と行動の媒介変数となる可能性を示唆している。したがって今後は，ニューズレターの内容に関しても，媒介変数を考慮する必要があると考えられる。

　男性においては，健康意識および健康行動に有意な改善が認められなかった。健康意識，および健康行動の変容については，性別により差異が生じる可能性が示唆されている。津下 (2009) は，労働世代の男性における健康行動への変容について，労働の多忙さに加え，食事をはじめとする健康に関する知識が乏しく，短期間での健康的な習慣の獲得が困難である可能性を示唆している。本研究で用いたニューズレターでは，性差を想定せず，対象者のレディネスに焦点があてられていた。そのため，健康的な生活習慣の獲得が困難である男性においては，十分に興味・関心を喚起することができず，女性と比較して閲読量，および有用性の評価が低かったものと考えられる。今後は，男性向けのニューズレターとして就労中に実施可能な身体活動や，飲酒に関する情報を提供するなど，性別による差異を考慮した情報提供が課題

である。

第2節　性別に適合したニューズレターの配布

　2011年度においては，女性にのみ介入による肯定的な影響が確認された。2012年度においては，前年度の反省を活かし，性別が介入による肯定的な影響の調整変数であることを考慮して，性別に焦点をあてたスモールチェンジ方略に基づくニューズレターを配布し，健康診査受診者の健康行動の開始を支援する介入をおこなった。

1　調査方法および手続き

　健康診査の受診後にニューズレターとはがき形式の調査票を配布した。その後，2カ月以内にはがきの返送があり，回答に不備のなかった82名を分析対象とした。

　介入による成果の評価としては，まず現在の健康行動実施状況として，定期的な身体活動の実施，および健康的な食習慣の有無（実施している・実施していない）について回答を得た。また，ニューズレターの閲読による成果の評価として，ニューズレターの閲読による健康への注意の変化（注意しようと思った・思わなかった），ニューズレター閲読による行動実施に対するセルフエフィカシーの変化（紹介されていた内容を実践できそうだと思った・思わなかった），および実際の健康行動の試行（紹介されていた内容をわずかにでも試した・試さなかった）をそれぞれ2件法により回答を得た。

2　ニューズレターの構成

　本研究では，身体活動の実施，および食習慣の改善に関するスモールチェンジの内容を紹介するニューズレター男性用，女性用の2種類を作成した（図11-3）。内容については，竹中（2008）を参考に，男性に好まれるスモールチェンジ活動，および女性に好まれるスモールチェンジ活動を身体活動，および食習慣それぞれ6項目ずつ選定した（表11-2）。

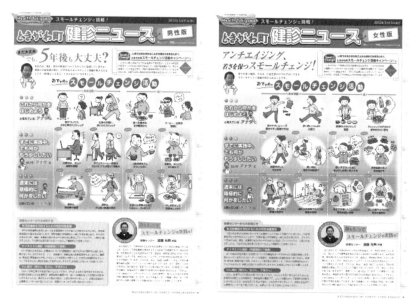

図 11-3 スモールチェンジ活動を紹介したニューズレター
(出所) 島崎・竹中 (2013b)。

表 11-2 ニューズレターに用いたスモールチェンジ活動

	身体活動スモールチェンジ	食習慣スモールチェンジ
男性	・気がついたら,かかとを挙げるストレッチ ・仕事の合間に,歩いたりストレッチ ・仕事中は,正しい姿勢を意識 ・タバコやコーヒー休憩の代わりにデスク周りで運動を ・週末は,畑仕事や園芸 ・週末は,少し長い距離の散歩	・食べる順序は,まず野菜から ・コーヒー,紅茶は無糖に ・ご飯茶碗を少し小さいものに ・食事は,ゆっくり,よく噛んで ・たまには家族のためにヘルシー・クッキング ・少し早起きして朝食をしっかり
女性	・歩きやすいシューズ,動きやすい服装で外出 ・歩く時,いつもより大股で ・背筋を伸ばした歩き方を ・買い物は徒歩や自転車で ・週末は,少し長い距離の散歩を ・週末は音楽を聞きながらの徹底お掃除	・食物は小分けにして配膳 ・ドレッシングの代わりに香辛料やポン酢を ・買いすぎないためにあらかじめ買い物メモを ・食物繊維の多い食材選びを ・今まで料理したことのない野菜料理に挑戦 ・甘いお菓子の代わりに野菜や果物を

(出所) 島崎・竹中 (2013b)。

表11-3 健康行動の試行に対する効果

(a) 性別による健康行動の試行の差異

		試した n（%）	試さなかった n（%）	w	Fisherの 直接確立検定
身体活動	男性	35（92.1）	3（7.9）	.84	p=.494
	女性	38（86.4）	6（13.6）	.72	
食習慣	男性	35（92.1）	3（7.9）	.84	p=.129
	女性	35（79.5）	9（20.5）	.73	

(b) 健康行動実施状況による健康行動の試行の差異

		試した 調整済み残差 n（%）	試さなかった n（%） 調整済み残差	w	Fisherの 直接確立検定
身体活動	非実施者	17（77.3） -2.1 *	5（22.7） 2.1 *	.55	p=.054 †
	実施者	56（93.3） 2.1 *	4（6.7） -2.1 *	.87	
食習慣	非実施者	20（66.7） -3.6 **	10（33.3） 3.6 **	.33	p=.001**
	実施者	50（96.2） 3.6 **	2（3.8） -3.6 **	.92	

（注） Cohen's w ; .10 = 効果量小, .30 = 効果量中, .50 = 効果量大（鈴川・豊田, 2012）
† $p < .10$, *$p < .05$, **$p < .01$
（出所） 島崎・竹中（2013b）一部改変。

3 取組により得られた成果

(1) 回答者の属性

回答者の性別は，男性38名，および女性44名であった。回答者の年代は，30代5名，40代4名，50代12名，60代38名，70代20名，および80代3名であった。

(2) ニューズレターの閲読による心理的な影響

ニューズレターの閲読による健康に対する注意の喚起については，身体活動，食習慣ともに，男性，女性，実施者，非実施者すべてに効果量大が認められた。すなわち，ニューズレターの配布は，身体活動，および健康的な食習慣の非実施者においても，実施者と同等に健康への注意の喚起に寄与した。一方，セルフエフィカシーについては，効果量が身体活動非実施者において効果量中（$w = .45$）であったものの，その他では効果量大が認められた。さらに健康意識，およびセルフエフィカシーともに性別による介入効果の差

異は認められなかった。

(3) ニューズレターの閲読による健康行動の試行

ニューズレターの閲読による健康行動の採択についての結果を表 11-3 に示す。分析の結果，健康行動の実施状況による有意な差が認められた。残差分析の結果，身体活動，および健康的な食習慣実施者の方がニューズレターの内容を試した割合が高かった。しかしながら効果量については，身体活動実施者，非実施者ともに効果量大であった。一方，食習慣においても同様に有意な比率の差が認められ，実施者で効果量大，非実施者で効果量中が確認された。一方，性別においては，介入効果に有意な差は認められなかった。また，男性，および女性ともに，効果量大が認められた。

4 考　察

2012 年度においては，性別に焦点をあてたスモールチェンジ方略に基づくニューズレターの配布をおこない，健康診査受診者の健康に対する認知，および健康行動の変容に対する効果を検討した。

その結果，回答が得られた対象者においては，性別によらず定期的な身体活動，および健康的な食習慣非実施者においても，実施者と同等の健康に対する注意の喚起，およびセルフエフィカシーの向上が確認された。また，行動の試行においては，身体活動，および健康的な食習慣ともに実施者には及ばないものの，回答が得られた非実施者のおよそ 70％の回答者が実際に健康行動を試行していた。

身体活動，および健康的な食習慣非実施者において，実施者と同様に認知的な変容が確認されたにもかかわらず，実際の行動に寄与しなかった点については，前年度の反省と同様に，Lutes & Steinbaugh (2010) の指摘する，行動への意図と実際の行動との不一致が生じていると考えられる。しかしながら性別に適合したニューズレターの内容にスモールチェンジ方略を用いたことにより，Damschroder et al. (2010) の介入研究の成果と同様に，健康行動非実施者においても肯定的な心理的変容，および行動の試行が確認された。わが国においては，健康行動を開始させるための方略に関する検討は

極めて少なく，健康行動の実施に対する意識の低い対象者への効果的な介入方略については十分な検討がなされていない（竹中, 2012）。今回の取り組みの結果から，スモールチェンジ方略の適用は，健康行動の実施に対する意識の低い対象者への具体的な支援方法としても活用可能である可能性が示唆された。

第3節　健康診査受診者の推移と今後の展望

　ときがわ町の抱える健康課題のひとつである健康診査の受診率向上に対して，健康診査の対象者に一次予防的な内容の健康情報をニューズレターにより提供することで健康診査の魅力を高め，将来的に受診者数および受診率の向上を目的とした取組をおこなった。その結果，健康診査の受診者個人に対しては介入により，女性の健康意識の向上，健康行動非実施者の肯定的な心理的変化，および行動の試行に対する肯定的な影響が確認された。

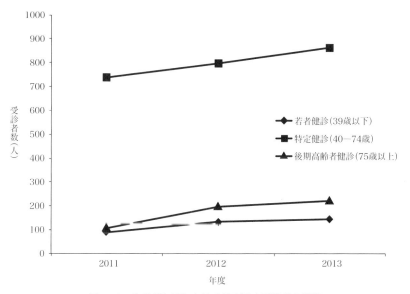

図 11-4　ときがわ町における健康診査受診者の推移

なお，介入を実施した2年間，およびその次年度の特定健診受診者数の推移を図11-4に示す。2011年度の変容ステージに適合したニューズレターを配布した次年度である2012年度の受診者数が1,130名（前年比＋199名），2012年度の性別に適合したニューズレターを配布した次年度である2013年度の受診者数が1,229名（前年比＋99名）であった。特定健診の受診率については，介入を実施する前の2011年度において26.8％，2012年度が27.2％，および2013年度が28.1％であった。今回の取り組みでは，健康診査の受診動機，および再診率に関する調査を実施していないため，因果関係については言及できないものの，健康診査受診者数の微増が確認された。

一次予防に関する健康情報の配信を通じた健康診査の魅力づくりを意図した取り組みの結果，一次予防という視点では，一定の成果が確認された。しかしながら，健康診査の受診率という視点では，大きな変化は認められず，受診行動を促進するための継続的な支援が必要であると考えられる。例えば，健康診査の受診行動については，対象者の健康意識（田内，2009），および受診による恩恵感（長塚他，2010）との関連性が指摘されている。したがって，日頃からのポピュレーションアプローチによる健康情報の普及・啓発を通じた対象者の健康意識の底上げ，および受診による恩恵に関する情報提供が必要であると考えられる。また今後は，健康診査の受診票を送付する際にニューズレターを付与することによる，受診者数の推移に及ぼす影響の検討，および受診者を対象とした継続的な受診の動機に関する検討および介入が必要である。

第12章
中高年住民を対象とした健康づくり介入

　第12章では，ときがわ町において健康課題のひとつとして挙げられていた定年退職前後の中高年住民の健康づくりとして，身体活動の実施，および健康的な食習慣の獲得の支援を目的としたリーフレットによる介入をおこなった結果について紹介する。第12章における介入の手続きについて，図12-1に示す。この介入では，まず焦点をあてる対象者である中高年住民の特徴に適合した情報提供をおこなうために，フォーマティブリサーチをおこなった。その後，調査の結果をもとにリーフレットを開発し，生活習慣の改善，および健康関連QOLの改善に及ぼす影響について検討した。

第1節　中高年住民を対象としたフォーマティブリサーチ

　第1節では，介入の実施に先立ち，基礎的資料を得るためにフォーマティブリサーチをおこなった。具体的には，50―60代の住民を対象とした身体活動の実施，実施に対する意識，実施環境に関する量的調査，および不活動な住民を対象とした健康観，身体活動を妨げる要因，情報提供への要望に関する質的調査をおこなった。

1　調査1――身体活動実施状況および実施環境に関する量的調査
　まず，量的調査として，50―60代住民の身体活動の実施，実施に対する意識や支援環境の実態を把握するために，質問紙を用いた調査をおこなった。

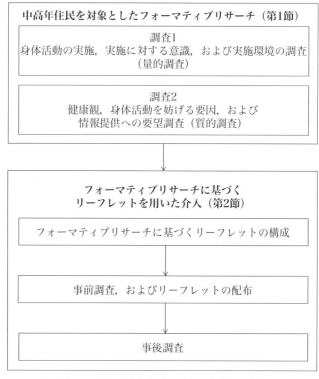

図12-1　本研究におけるリーフレットの開発と評価

1）調査方法および手続き

この調査では，住民基本台帳に基づき，ときがわ町在住の50—60代住民500名を無作為に抽出し，298名から有効な回答が得られた。

調査では，回答者の属性（性別，年齢，同居家族の有無，および職業）に加え，身体活動の実施および実施に関連する心理的な変数として，運動ステージ（岡，2003a），生活活動ステージ（岡崎他，2009をもとに著者作成），運動セルフエフィカシー（岡，2003b），運動セルフエフィカシー情報源（前場他，2011），およびソーシャルサポート（青木，2005）について回答を得た。

また，ときがわ町の身体活動実施環境に関連する変数として，健康づくりイベントの認知，健康づくりイベントへの参加状況，健康づくりイベントへ

の参加意図，および運動施設や運動場所の利用状況についても回答を得た。イベントへの参加意図については，「参加しようと思わない」と回答した対象者に対して，その理由を自由記述により尋ねた。

2) 調査により得られた知見

(1) 対象者の属性

回答者は，男性162名，および女性136名であった。運動ステージは，運動習慣のない初期ステージが217名，習慣のある後期ステージが81名と初期ステージの割合が高かった。生活活動の実施状況では，初期ステージが169名，後期ステージが129名とほぼ同じ割合であった。

(2) 回答者の属性による身体活動関連要因の特徴

回答者の属性による身体活動の実施に関連する要因の差異について検討をおこなった。分析の結果，性別においては，イベント認知度に有意な差異が認められ，女性のイベント認知度が男性と比較して有意に高いことが明らかになった。職業では，家族からの肯定的なソーシャルサポートに有意な差異が認められ，農業従事者は，主婦と比較して家族ポジティブソーシャルサポートが有意に低いことが明らかになった（図12-2）。

(3) イベント参加および施設利用

ときがわ町の健康づくりイベントへの参加意図については，参加しようと思う165名（55.4％），参加しようと思わない125名（41.9％），および未回答8名（2.6％）であった。また，性別，同居人，および職業による差異について検討したところ，いずれの要因においても有意な差異は認められなかった。

イベントに対して，参加しようと思わないと回答した対象者の不参加理由に関する自由記述回答の結果をKJ法により分類したところ，多忙である（応答数＝37，32.74％），運動をしたくない（応答数＝16，14.1％），身体的な不調（応答数＝15，13.2％），必要性を感じない（応答数＝8，7.0％），実施場所までの距離が遠い（応答数＝4，3.5％），および人間関係の不安（応答数＝4，3.5％），という理由が挙げられた。

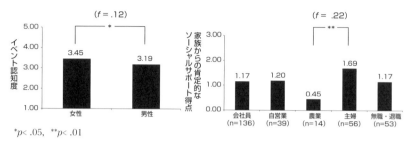

*p< .05, **p< .01

図12-2 回答者の属性により差異が認められた身体活動関連要因

(注) 独立変数とする回答者の属性以外を共変量とする共分散分析による結果をもとに作成。
Cohen's f；効果量小 =.10, 効果量中 =.25, 効果量大 =.40（鈴川・豊田, 2012）

3) 考　察

調査1では，身体活動の実施，実施に対する意識，および実施環境について量的な側面から検討し，回答者の属性による差異について明らかにすることを目的とした。

その結果，身体活動の実施に関連する要因には，性別，および職業により差異が生じる可能性が示唆された。特に男性や就労者に対しては，イベントの認知度の向上や施設利用の促進に対して情報提供が必要であると考えられた。

イベント参加，および施設利用に関しては，平均値が全体的に低かった。イベントに参加しようと思わない理由としては，「多忙である」という回答が得られた。したがって介入の内容においては，近隣，あるいは対象者の生活様式の中で実践可能な行動の変容に焦点をあてる必要があると考えられた。

2　調査2——運動初期ステージの住民を対象とした質的調査

調査2では，フォーカスグループインタビューを通じて，運動実施度の低い住民の健康観，運動実施を妨げる要因，および情報提供への要望を把握し，中高年を対象とするプログラム開発の基礎資料を得ることを目的とした。

1) 調査方法および手続き

本調査では，フォーカスグループインタビューをおこなった。対象は，住

民の健康意識の底上げという視点から，量的調査において運動の実施が初期ステージと判定された50—60代の住民を対象とした。量的調査に参加した住民に調査への協力を依頼し，了承の得られた17名を対象とした。

調査内容は，将来に対する健康不安，身体活動実施を妨げる要因，身体活動実施に対する情報提供の要望，および健康施策への要望であった。

フォーカスグループインタビューの司会者は，応用健康科学を専門とする大学教員1名，および大学院生4名が担当した。セッションの内容は，対象者の許可を得た上で，ステレオICレコーダー SONY ICD-SX77により録音した。セッションは，概ね1時間程度であった。調査結果の分析は，司会者のメモ，および録音内容から作成した逐語録を用いて，Vaughn et al. (1996 (井下他訳, 2009)) の示す分析の手続きを参考に分析をおこなった。

2) 調査により得られた知見

調査への協力が得られたのは，男性15名，および女性2名であった。分析の結果を，表12-1に示す。分析の結果，将来への健康不安に関するカテゴリでは，疾病罹患への不安，認知・身体的機能低下への不安，および死への意識の3つのカテゴリが抽出された。身体活動実施を妨げる要因に関するカテゴリでは，不適切な認知，運動に関する情報の不適合，年代・性別，および運動実施に関する情報の不足の4つのカテゴリが抽出された。身体活動実施に対する情報提供への要望では，情報提供方法の工夫，情報提供内容の工夫の2つのカテゴリが抽出された。健康施策への要望では，町の環境の利用，住民間のコミュニケーション促進の2つのカテゴリが抽出された。

3) 考　察

調査2では，定期的な運動を実施していない住民を対象とし，健康観，身体活動の実施を妨げる要因，および情報提供への要望の把握を目的としたフォーカスグループインタビューをおこなった。その結果，身体活動に対する不合理な信念，および個人に合った情報提供の不足が，身体活動の実施を妨げる要因として挙げられていた。将来への健康不安では，疾病や加齢に伴う機能低下に関する不安が挙げられていた。今後は，これらに対する身体活動の効果に着目した情報提供も必要であろう。また，情報提供に対する要望

表 12-1 住民の健康不安，身体活動実施を妨げる要因，情報提供への要望，および健康施策への要望

将来への健康不安

カテゴリ	得られた意見の例
疾病罹患への不安	・がんなど自分では統制できない重篤な疾患罹患への不安がある。 ・糖尿病罹患への不安がある。 ・高血圧・高脂血症への不安がある。
認知・身体機能低下への不安	・物忘れが多くなったと感じる。 ・身体機能の低下を実感する。
死への意識	・友人の急死を体験した。 ・家系的な短命が不安である。

身体活動実施を妨げる要因

カテゴリ	得られた意見の例
不適切な認知	・「運動はできない」と決めつけている。 ・できない理由を合理化（忙しさ，既往症など）している。
運動に関する情報の不適合	・有効な情報の選択が難しい。 ・自分に合った情報が不足している。
年代・性別	・年代に適した身体活動の方法を知らない。 ・同年代が集まるサークル・イベントがない。 ・性別に適した身体活動の方法を知らない。
運動実施に関する情報の不足	・実施場所や実施方法に関する情報提供が不十分である。

身体活動実施に対する情報提供への要望

カテゴリ	得られた意見の例
情報提供方法の工夫	・人々が集まりやすい場所での情報提供が必要である。 ・地域住民からの口コミは有効である。
情報提供内容の工夫	・現在配布されている広報誌の内容充実が必要である。 ・身体活動実施に対して興味・意欲が湧くような情報がほしい。 ・ウォーキングマップを作成してほしい。 ・疾患や体型別の身体活動方法に関する情報がほしい。 ・夫婦でできる身体活動方法に関する情報がほしい。 ・レクリエーション的な身体活動方法に関する情報がほしい。 ・インセンティブ（運動施設利用の無料券など）が必要である。 ・ロールモデル（すでに実践している人の例）を紹介してほしい。 ・身体活動実施と併せて多岐にわたる健康情報（食事，ストレス，血圧など）がほしい。

健康施策への要望

カテゴリ	得られた意見の例
町の環境の利用	・自然の多い散歩道を利用したウォーキングがおこないたい。 ・運動・スポーツ施設の利用をもっと活用したい。
住民間のコミュニケーション促進	・住民の健康づくりリーダーの養成が必要である。 ・自治体単位での交流が必要である。

（出所）島崎他（2012b）。

では，情報提供の内容に関する要望が挙げられていた。対象者の要望に合わせた情報提供による介入の必要性はKreuter & Wray (2003) においても示唆されており，調査2において得られた知見は，定期的な身体活動を実施していない住民に対する情報提供においても有益であると考えられる。

3　フォーマティブリサーチの結果に基づくプログラムの開発

中高年の健康づくりを目的としたプログラムの開発に先立ち，対象者に適合した情報提供をおこなうための基礎資料を得ることを目的としてフォーマティブリサーチをおこなった。調査の結果に基づいて中高年住民を対象とした効果的な介入プログラムについて以下のように考察・検討をおこなった。

1）運動セルフエフィカシーに関連する介入方略の検討

質的調査の結果においては，運動非習慣者の身体活動実施を妨げる要因として「運動はできないという決めつけ」や「運動ができない理由の合理化」といった回答が得られた。したがって，介入の初期においては，生活活動を中心とした情報を付与し，セルフエフィカシーを高め，まずは健康行動を開始させることを意図して長期的に運動に移行していく形式での情報提供が必要であると考えられた。

2）ソーシャルサポートに関連する介入プログラムの検討

量的調査の結果から，家族から肯定的なソーシャルサポートが十分でないことが明らかになった。また，質的調査の結果からも「同年代が集まるサークル・イベントがない」など，1人で運動をおこなうことの難しさが身体活動実施を妨げる要因として挙げられていた。したがって，情報提供の際には，家族や友人からソーシャルサポートを受けるための情報提供も有益であると考えられた。

3）イベント参加および施設利用

イベント参加，および施設利用については，ともに得点が低く，イベントに参加しない理由として「多忙である」という回答が最も多く挙げられた。したがって，従来からときがわ町で実施されているイベント型の介入プログラムに加え，住民が日常生活の中で実施可能な身体活動の実施に関する情報

媒体を作成し，郵送や，住民が集まりやすい場所に設置するといった情報の普及が効果的であると考えられた。

4) 将来への健康不安に関連する介入プログラム

質的調査の結果から，定期的な運動を実施していない住民は，生活習慣病への罹患可能性，認知・身体機能の低下に対する不安を持ちながらも，具体的な予防・改善に関する知識を持っていない可能性が示唆された。そのため，身体活動の実施による健康への恩恵を強調した情報提供が必要であった。

5) 対象者の属性に合わせた介入プログラムの検討

質的調査においては，「年代に適合した身体活動の方法を知らない」，および「性別に適合した身体活動の情報を知らない」という回答が得られた。さらに量的調査においては，性別による運動セルフエフィカシー情報源，およびイベント認知に差異が認められた。したがって，ヘルスコミュニケーション介入の実施においては，Maibach (2003) の指摘する集団の中で類似した特徴を持つ下位集団に焦点をあてた，ターゲット化・セグメント化アプローチが必要であると考えられた。

6) 対象者の情報提供に関する要望に合わせた介入プログラムの検討

質的調査の結果，情報提供に関する要望として，方法，および内容の工夫に関する意見が得られた。内容では，自己の特性に適合した情報提供に関する要望に加え，ウォーキングマップの作成などの地域の健康資源の活用に関する意見も得られた。

7) ときがわ町の特徴を活かした介入プログラムの検討

質的調査の結果，ときがわ町の特徴を活かしたヘルスコミュニケーションとしては，「自然の多い散歩道を利用したウォーキング」といった，町の環境を利用した介入プログラム，および「住民の健康づくりリーダー養成」といった，地域住民のコミュニケーションを促進する介入プログラムの必要性が示唆された。今後は，住民が主体性を持って取り組む健康づくり施策が必要であると考えられた。

第2節 フォーマティブリサーチに基づくリーフレットを用いた介入

フォーマティブリサーチの結果をもとに，中高年の住民を対象とした健康行動の獲得，およびQOLの向上を目的とするリーフレットを作成し，配布による肯定的な影響について検討した。

1 調査方法および手続き

本研究では，ときがわ町在住の50歳以上の住民に対して作成したリーフレットと調査票を配布し，2カ月後に事後調査をおこなった。事前調査および事後調査に対して，有効な回答が得られたのは513名であった。

2 介入に用いたリーフレットの内容

本研究では，フォーマティブリサーチの結果をもとにして中高年住民の健康づくりを支援するリーフレットを開発した。その構成について，表12-2，および図12-3に示す。リーフレットの構成については，介入に先立って実施したフォーマティブリサーチにおいて，性別に適合した情報提供が望まれていたため，男女別により構成した。リーフレットの内容については，フォーマティブリサーチの結果に基づき，適応する理論・モデルについて検討をおこなった。

適用する理論・モデルについては，住民の健康行動の実施を妨げる要因として，「多忙である」という点が挙げられていたことを考慮し，中核となる理論・モデルとしてスモールチェンジ方略を適用した。さらに，フォーマティブリサーチの結果から，健康行動の継続方法に関する情報提供が望まれていることが明らかになった。そのため，Burbank et al. (2000), および竹中 (2004) の推奨する，変容プロセス理論に基づく健康行動の継続・習慣化を支援する情報提供をおこなった。具体的には，変容プロセス理論の方略の中から，意識の高揚，環境再評価，自己解放，および刺激コントロールの内容を取り上げ，健康行動の継続・習慣化の要点について例を挙げて紹介し

表 12-2　フォーマティブリサーチに基づくリーフレットの内容

	フォーマティブリサーチの結果	リーフレットの構成
中高年住民の現状	地域の主催する健康づくりイベントへの不参加の理由は,「多忙である」ため	日常生活において実施可能なスモールチェンジ活動の推奨
	運動の実施を妨げる心理的な要因は,運動の実施に対する自信がないため	
情報提供への要望	健康全般に関する情報がほしい	身体活動,食習慣に関する情報提供
	性別に合った情報がほしい	性別に合わせて実行可能性を考慮した健康行動の提案
	疾病に対する身体活動の効果が知りたい	身体活動,および食習慣と疾病との関連性に関する情報提供
	町のウォーキングマップがほしい	ウォーキングの実施,および継続・習慣化に関する情報提供
	実践者の体験談が聞きたい	実践者の健康行動実施例(ロールモデル)の紹介
	運動継続の秘訣が知りたい	変容プロセス理論に基づく健康行動の習慣化を支援する情報提供

(出所)　島崎・竹中(2013c)。

た。その他の健康に関する情報については,フォーマティブリサーチにおいて指摘されていた情報提供への要望,およびわが国において実施されている健康づくり施策や取り組み(運動所要量・運動指針の策定検討会,2006;公益財団法人健康・体力づくり事業財団,2012;四宮・白土,2000),において推奨されている内容をもとに作成した。また,リーフレットの作成においては,Abraham & Kools(2012)の効果的な情報媒体作成の手続きを参考に,イラストや模式図の使用を重視した。

　調査の内容は,対象者の属性に加え,運動ステージ(岡,2003a),生活活動ステージ(岡崎他,2009をもとに著者作成),健康的な食行動ステージ(Kristal et al., 1999),健康関連 QOL(SF-8:福原・鈴鴨,2004),およびリーフレットに対する評価,であった。

3　取り組みにより得られた成果

(1)　対象者の属性

対象者の性別は,男性 243 名,および女性 265 名であった。年代は,50

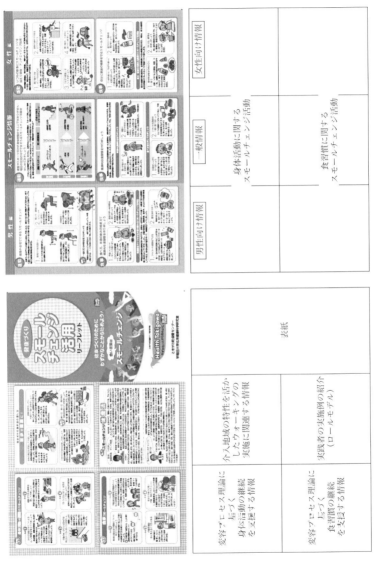

図 12-3 作成したリーフレットおよびその構成

(出所) 島崎・竹中 (2013c)。

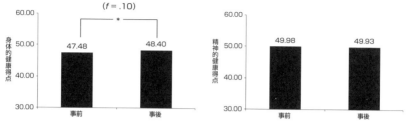

図 12-4　健康関連 QOL の変容

(注)　時期要因,性別要因,年代要因の3要因の分散分析による結果をもとに作成。
　　　Cohen's f；効果量小 =.10,効果量中 =.25,効果量大 =.40（鈴川・豊田,2012）

代 79 名,60 代 303 名,および 70 代 126 名であった。

(2)　ステージの変容

定年退職前の世代であると考えられる 59 歳以下の対象者については,運動で 17.7％,生活活動で 10.1％,および食習慣で 20.3％の対象者に初期から後期への変容が認められた。一方,定年退職後の世代であると考えられる 60 歳以上の対象者については,運動で 7.9％,生活活動で 7.9％,および食習慣で 8.9％の対象者に初期から後期への変容が認められた。

(3)　健康関連 QOL の改善

健康関連 QOL については,上位概念である身体的健康の改善が確認された（図 12-4）。また,精神的健康については,59 歳以下においてのみ有意な改善が認められた。また,下位概念については,性別,および年代の差異により,60 歳以上の全体的健康感,59 歳以下の精神的健康,59 歳以下の活力,59 歳以下男性の社会生活機能,女性の社会生活機能,男性の日常役割機能（精神）において介入による改善が認められた。

(4)　リーフレットに対する評価

リーフレットの評価に関する自由記述に対しては,79 名から回答が得られた。分析の結果,主要なカテゴリとして,リーフレットに対する肯定的評価,リーフレットに対する否定的評価が抽出された（表 12-3）。

表 12-3　リーフレットに対する評価

カテゴリ			回答数	回答例
肯定的評価	閲読による効果	行動実施への意図	12	特別なことでなくとも手軽にできることがあるのがよくわかり，実行してみようと思った。
		自己の健康に対する見直し	10	自身の健康について，もう一度考えさせられた。
		行動の継続への意識	3	私は，日頃から食事に気をつけ，適度な運動を週に2,3回行い健康に気をつけている。そのため健康状態を維持することができている。これからもリーフレットを参考に努力していきたい。
		新規健康行動への気づき	3	農作業等で身体を動かしているが，酒量のコントロールに気をつけようと思った。
		リーフレット全般に対する好評価	3	とても参考になった。
		健康行動実施の重要性に対する気づき	2	あまり今まで気づいていなかった内容であったため，ためになった。
		スモールチェンジの内容理解	2	スモールチェンジは，良いことだと理解できた。
		初期段階の対象者に対する効果	1	自分なりの運動の仕方があるので自身は参考にならないが，運動したことがない人には良いものだと感じた。
		町の取り組みの復習	1	常日頃，町で実施している健康づくり等の講習にて習ったことを思い出させてくれる内容であった。
		行動実施に対するセルフエフィカシー	1	難しいことはないので，実行できそうで大変良いと思った。
	構成に対する肯定的な評価	内容の理解しやすさ	2	表現がやさしく理解しやすかった。
		挿絵の受け入れやすさ	1	すべての項目に挿絵があるのが良かった。
		ロールモデルの紹介	1	2人の実践例が紹介されているのが良かった。自分にもできるかもしれないと感じた。
否定的評価	閲読による否定的な意見	内容の新規性のなさ	11	自主的に健康づくりに気をつけているので新たにおこなうことは特になく，現状がリーフレットのものに当たると感じた。
		行動実施の困難さ	4	やってみようとは思うが，いざとなると日常生活の忙しさに忘れがちになっ

	行動実施の必要性を感じない	2	てしまう。おこなってみようとは思うが自信はない。
			仕事で精一杯なので，必要性を感じない。
	経費に対する批判	2	あまり（このような事業に）お金をかけないでほしい。
	行動継続の困難さ	1	読んでしばらく（2―3カ月）は実践するが，徐々に忘れてだんだん不健康な生活に戻ってしまう気がする。
構成に対する否定的な意見	用語の難しさ	5	よくわからない言葉があった。
	文字の小ささ	5	文字が小さいので大きくしてほしい。
	内容理解の困難さ	2	年寄りにはよくわからない。
	文章の読みにくさ	2	もう少し読みやすくしてほしかった。
	文字の多さ	1	文章が多すぎる。もっと簡単にしてほしい。

(出所)　島崎・竹中（2013c）。

4　考　察

　第12章では，中高年の住民を対象としておこなった，フォーマティブリサーチに基づくリーフレットを用いた健康づくり情報の普及・啓発を通じた健康行動の獲得，および健康関連QOL向上を意図した取り組みについて紹介した。

　取り組みの結果，59歳以下においては，およそ10―20％の対象者に，60歳以上においては，およそ10％の対象者に運動，生活活動，および食習慣の初期段階から後期段階への変容が認められた。身体活動，および食習慣の改善を目的とした介入の効果について，Krebs et al.（2010）によるメタアナリシスにおいては，介入による効果が身体活動において効果量小以下，および食習慣の改善において効果量小であったことが報告されている。さらに，地域を対象とした身体活動実施の介入による効果について扱ったHeath et al.（2012）のメタアナリシスでは，介入による効果が対象者の属性に依存するものの，効果量小―中が認められていることを報告している。また，今回の取り組みと近似した介入である，高齢者を対象とする計画的行動理論（Ajzen, 1991）に基づくブックレットの配布をおこなったKelley &

Abraham (2004) においては，身体活動について効果量小，および食習慣について効果量中が認められている。この取り組みの結果においては，健康行動の変容について，変容ステージによる評価をおこなっているため，比較をおこなうことができないものの，およそ10—20%の対象者に身体活動，および食習慣の改善が認められていることから，一定の成果が確認されたと言えるであろう。一方で介入期間中においては，後期から初期へ降下した対象者が各健康行動で確認された。今回の調査内容では，変容ステージの降下について明確な理由を特定することができないものの，自由記述ではリーフレットの内容について，新規性のなさ，行動実施の困難さ，および行動継続の困難さ，といった否定的な評価も多く挙げられた。今後は，健康に対する意識の低い者に対する情報の内容に加え，Marlatt & Donovan (2005 (原田訳，2011)) の提唱する逆戻り防止方略に関する情報など，健康行動をすでに継続・習慣化している者に対する情報も組み合わせる必要がある。

　一方，今回の取り組みでは，身体の痛み，および心の健康を除く，6領域において健康関連QOLの改善が認められた。また，効果量はいずれも小であった。今回の評価方法では，健康行動の改善と健康関連QOLの改善との因果関係について明確に言及することはできない。しかしながら，対象者の健康的な生活習慣が10—20%改善されていることからも，健康的な生活習慣の獲得が健康関連QOLの向上に貢献したものと推察される。

　自由記述の結果においては，リーフレットの配布が行動実施に対する意図の喚起，および対象者自身の健康に対する見直し，といった健康状態改善の必要性への気づきに関する報告が多く見受けられた。したがって，本研究において用いたリーフレットは，健康意識の向上に対して，肯定的な影響を与えたと考えられる。

　また，今後の検討課題として，リーフレットの構成に対して用語の難しさ，文字の多さ，文章の読みにくさ，および文字の小ささといった改善点が指摘されていた。そのため，健康情報の体裁や内容に関しては，さらなる洗練が必要である。

第13章
キャンペーン型
ヘルスコミュニケーションの評価

　第13章では，2011年度から2013年度にかけて3年間にわたり実施したときがわ町におけるヘルスコミュニケーション介入の全体評価として，多様な情報媒体を用いた健康づくり情報普及状況，および健康行動の試行・継続に及ぼす肯定的な影響について調査をおこなった結果を紹介する。

第1節　キャンペーンの認知度調査

1　調査方法および手続き

　この調査では，国民健康保険に加入しているときがわ町在住の住民のうち，特定健康診査を受診した者を対象とし，509名から有効な回答が得られた。
　調査内容は，対象者の属性（性別，年齢，就労状況）に加え，行動の実践に関わる変数として，生活活動ステージ（岡崎他，2009をもとに著者作成），食行動ステージ（Kristal et al., 1999），キャンペーンで推奨されている行動の試行（試した・試さなかった），および継続状況（継続している・継続していない）について回答を得た。キャンペーンの認知度については，Morris et al.（2009）のメディアエクスポージャーの概念をもとにして，オーストラリアで実施されたキャンペーン型介入（O'Hara et al., 2012）の評価において使用されていた評価項目を参考に設定した。具体的には，スローガン（スモールチェンジ）の認知度，ロゴマークの認知度，キャンペーンの内容を認知した情報媒体（研究者の開発した情報媒体：リーフレット，ニューズレター，

ポスター，ウェブサイト；地域の健康資源を活用した情報源：広報紙，健康教室，イベント，保健師作成ニュースレター）について回答を得た。

2 調査により得られた知見と考察

(1) 対象者の属性

対象者の性別は，男性 230 名，および女性 278 名であった。年代は，40代 30 名，50 代 73 名，60 代 280 名，および 70 代 125 名であった。

(2) スローガンおよびロゴマークの認知度

スローガンについては，45.7％が「知っている」，19.5％が「知っているが意味はわからない」，35.2％が「知らない」と回答した。一方，ロゴマークについては，24.4％が「見たことがある」，75.6％が「見たことがない」と回答した。スローガン・ロゴマークの認知度調査の結果から，多様な情報媒体を用いた介入をおこなったものの，健康情報の普及は限られたものであったことがうかがえた。

(3) 情報取得の経路

スローガンについて，「知っている」，および「知っているが意味はわからない」と回答した者を対象に，スモールチェンジについてどの情報媒体により知ったかについて回答を得たところ，図 13-1 に示すように研究者の開発した情報媒体ではリーフレット，地域の健康資源を活用した情報源では広報紙から情報を得た者の割合が高かった。これらの情報媒体は，いずれの情報媒体も全戸に配布したものであったため，情報に触れる機会が多かったものと推察される。また，研究者の開発した情報媒体，および地域の健康資源を活用した情報源の全体で比較したところ，認知度はそれぞれ 66.2％，および 72.6％であり，有意な差は認められなかった。そのため，地域における健康情報の普及では，これらの情報普及方略を組み合わせることが重要であると考えられた。

(4) 対象者の属性による情報認知の差異

対象者の属性によるスローガン，ロゴマーク，および 2 つの情報普及方略の認知の差異を検討したところ，いずれも女性，および非就労者の認知度

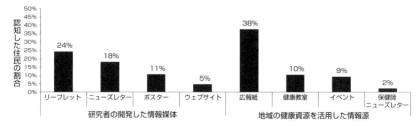

図 13-1 認知された情報媒体に対する回答結果

(注) 複数回答により情報を認知した媒体に対して回答を得た。
(出所) Shimazaki & Takenaka (2015).

表 13-1 対象者の属性による介入認知度の差異

	スローガン	ロゴマーク	研究者の開発した情報媒体	地域の健康資源の活用
			調整済みオッズ比	
性別				
男性（n = 230）	1	1	1	1
女性（n = 278）	2.40**	1.40	1.78**	1.23
年齢				
65 歳未満（n = 237）	1	1	1	1
65 歳以上（n = 271）	0.98	0.86	0.95	1.08
就労状況				
就労（n = 174）	1	1	1	1
非就労（n = 252）	1.77**	1.72*	1.69*	1.74*

$^*p < .05$, $^{**}p < .01$
(注) ロジスティック回帰分析の結果をもとに作成。
(出所) Shimazaki & Takenaka (2015) をもとに作成。

が高いことが明らかになった。そのため，女性や非就労者は，健康づくりの情報に対する興味関心が高く，興味を示したものと考えられる（表13-1）。

(5) 健康行動の試行・継続への肯定的な影響

ときがわ町におけるヘルスコミュニケーションが身体活動，健康的な食習慣の試行，継続に与えた影響についての検討結果を表 13-2 に示す。

分析においては，スローガンの認知において，知っていると回答した者を分析対象とした。健康行動の試行に関する分析の結果，生活活動においては，初期段階の対象者の 41.9％がスモールチェンジ行動を試行していた。食習

表 13-2 ヘルスコミュニケーションによる行動実施に対する肯定的な影響

(a) 健康行動の試行

		試さなかった n（%） 調整済み残差	試した n（%） 調整済み残差	w	χ2検定
生活活動	初期	18（58.1） 3.7 **	13（41.9） -3.7 **	.50	χ2 (1) = 13.59**
	後期	42（25.0） -3.7 **	126（75.0） 3.7 **		
食習慣	初期	30（53.6） 4.9 **	26（46.4） -4.9 **	.65	χ2 (1) = 23.99**
	後期	27（18.8） -4.9 **	117（81.3） 4.9 **		

(b) 健康行動の継続・習慣化

		実施していない n（%） 調整済み残差	実施している n（%） 調整済み残差	w	χ2検定
生活活動	初期	21（67.7） 4.5 **	10（32.3） -4.5 **	.46	χ2 (1) = 19.81**
	後期	45（26.8） -4.5 **	123（73.2） 4.5 **		
食習慣	初期	36（65.5） 5.5 **	19（34.5） -5.5 **	.53	χ2 (1) = 30.30**
	後期	33（23.6） -5.5 **	107（76.4） 5.5 **		

**$p < .01$
(注) 前期については，試したものの割合が試さなかったものの割合よりも低かったため，介入による効果量を評価できなかった。Cohen's w；.10 = 効果量小，.30 = 効果量中，.50 = 効果量大（鈴川・豊田，2012）
(出所) 島崎他（2014）をもとに作成。

慣においても初期段階の対象者の46.4%がスモールチェンジ行動を試行していた。健康行動の継続に関する分析の結果，生活活動においては，初期段階の対象者の32.3%がスモールチェンジ行動を継続していることが明らかになった。食習慣においても初期段階の対象者の34.5%がスモールチェンジ行動を継続していた。

第2節　調査の結果から見る普及における課題と展望

　この調査では，3年間にわたり実施してきたときがわ町におけるヘルスコ

ミュニケーションの評価として，健康情報の普及経路，およびキャンペーンの認知が行動の変容に及ぼす肯定的な影響に関して検討をおこなった。

スローガンやロゴの認知は，健康行動の実施（Bauman & Chau, 2009），および健康づくり教室への参加（Withall et al., 2012）との関連性が指摘されているため，地域におけるヘルスコミュニケーションにおいては重要な要素のひとつであるといえる。欧米のキャンペーン型ヘルスコミュニケーションでは，取り組みの認知度がおおむね70％程度の認知度であったことが報告されている（Leavy et al., 2013；O'Hara et al., 2012）。しかしながらときがわ町でのヘルスコミュニケーションでは，20─45％程度の普及にとどまった。その要因としては，新規性を狙って設定したスローガンに英語の表記（スモールチェンジ）を使用したことも一因である可能性がある。キャンペーンの継続においては，対象となる人たちにとって受け入れやすいキャッチフレーズやロゴマークに関する再検討も必要であろう。

今後の検討課題としては，いかに健康情報を普及させていくのかという点が挙げられる。たとえば，地域における他の関係機関との連携を拡大させることは，さらなる健康情報の普及に貢献するであろう。Reger et al. (2002) のウォーキング実施を促進する介入では，職場，医師，地域ボランティア，有名人，地域の健康教育者との連携による健康情報の普及をおこない，高い介入効果が報告されている。また，本研究では調査をおこなわなかった口コミをはじめとする対人コミュニケーションによる情報伝達の促進や，地域において広告塔，すなわちインフルエンサーとなり得る人物を特定し，効果的に健康情報を普及させる努力も必要であろう。

また，情報に反応した対象者の特徴が女性，および非就労者であったことから，男性，および就労者を取り込むためには，職場や家族に焦点を絞り，健康情報を普及させていく必要があると考えられる。

第14章 ときがわ町におけるヘルスコミュニケーションの成果と課題

　第3部では，地域住民を対象とした身体活動の実施，および食習慣の改善に焦点をあてたキャンペーン型介入を実施し，その肯定的な影響について紹介してきた。第14章では，ときがわ町における実践により得られた知見と意義をまとめ，今後の検討課題について考察する。

第1節　3年間にわたる取り組みにより得られた成果

　3年間に及ぶ地域におけるヘルスコミュニケーションの実践は，課題点も多いものの，他の地域において実践を行う際に汎用可能な知見も確認された。ここでは，さらなる実践で汎用可能な知見として（a）介入による成果，（b）性別による介入効果の差異，および（c）スモールチェンジ方略の適用による成果，について概説する。

1　介入による成果

　身体活動の実施，および食習慣の改善を目的とした特にターゲット化・セグメント化アプローチによるヘルスコミュニケーションについて扱った総説論文では，健康関連指標に対する介入効果を示す効果量が小〜中程度であることが報告されている。しかしながら，わが国においては，地域における身体活動の実施，および食習慣の改善を目的としたヘルスコミュニケーションによる成果に関する報告が限られている。今回の取り組みは，情報の普及が

限られたものであったという課題はあるものの,個別の介入では,健康意識の向上,および健康行動変容が確認された。そのため,今回の成果報告は,貴重な事例であると考えられる。一方で今回の実践は,いわゆる介入研究とは異なり,統制群を設けず,無作為割付をおこなわない,実際の地域における取り組みであった。そのため,どの取り組みも「研究」としての評価という視点にたつと実行可能性の限界からバイアス(bias:偏り)リスクの高い評価の方法がとられており,実際の介入効果については言及できない。今後も,地域との情報交換をより密にし,実行可能性のある範囲で評価の精度を高める努力が必要である。

2 性別による介入効果の差異

ヘルスコミュニケーションによる成果は,対象者の健康行動の実施状況,性別,および年代により異なっていた。今回の取り組みでは,ターゲット化・セグメント化アプローチにより,対象者の変容ステージ,性別,および年代に焦点をあてた介入をおこなった。その結果,健康診査におけるニューズレター配布の取り組みでは,性別を考慮せず内容を構成した結果,女性にのみ健康意識の改善が認められた。一方,性別に焦点をあてたニューズレターの配布では,性別を問わず,介入による肯定的な影響が確認された。先行研究においても,男性は,女性と比較して健康行動の獲得が困難であること(津下,2009),および高齢男性と比較して,高齢女性の方が望ましい生活習慣を有していること(山田・鈴木,1998)が報告されている。そのため性別は,ターゲット化・セグメント化アプローチにおいて配信する情報の内容を決定する際に考慮すべき変数であると考えられる。

3 スモールチェンジ方略の適用による成果

健診受診者を対象とするスモールチェンジ方略を適用した取り組みにおいては,健康行動非実施者のおよそ60—70%が行動を試行したことが確認された。一方,全住民を対象とした場合には,健康行動初期の40%に健康行動の試行が確認された。健診受診者において行動試行者の割合が高かった理

由として，健康診査の受診者は，行動の開始に対する心理的なレディネスが高い状態であったためであると考えられる。したがって，スモールチェンジ方略に関する情報提供をする際には，意図やその先行因子となる変数へのはたらきかけと組み合わせることで行動の変容をより促進することが可能であると推察される。

第2節　今回の実践における限界点

　ヘルスコミュニケーションによる成果の評価では，研究的な手続きによる調査が必要となる。一方で，いざ評価を計画すると，協力者が十分に集まらない，介入をおこなった集団の事情により評価できる項目数が限られる，および測定したい内容について信頼性・妥当性が十分に検討された尺度が見つからない，といった研究的な手続き上の問題点がつきものである。

　今回のヘルスコミュニケーションにおいても，(a) 評価事項の不足，(b) 調査におけるバイアス，および (c) 目的変数および測定法の設定，といった限界点が挙げられる。

1　評価事項の不足

　今回の取り組みにより得られた知見は，地域の現状，要望，および実行可能性を考慮したヘルスコミュニケーションのモデルケースとして，有用な知見が得られたと考えられる。しかしながら，RE-AIM の構成要素である，介入の採択度，および介入による効果の継続性については，十分な評価をおこなうことができなかった。今後は，RE-AIM の枠組みを考慮した介入による効果の評価をおこなうことにより，知見の一般化可能性を高めることが可能となるであろう。RE-AIM の評価枠組みを用いた事例としては，重松他 (2013) が運動プログラムを地域に普及させるボランティア活動の評価に用いているものの，報告数は少ない。

　また今回の取り組みでは，ときがわ町のイベントや健康教室における保健師による健康情報の普及もおこなっていた。しかしながら，保健センター職

員や住民に対する負担を考慮して，対人コミュニケーションの経路を介した情報の普及に関する遡及評価をおこなうことができなかった。今後は，介入の目的に合わせた代表サンプルを特定し，効果量に基づく必要サンプルサイズを特定した上での調査，あるいは質的研究の手法を用いた介入による効果の評価の充実についても検討が必要である。

2　調査における交絡変数やバイアス

今回の取り組みでは，ヘルスコミュニケーションの成果を評価するにあたり，成果に関連が見込まれる調整変数となる対象者の属性として，性別，および年齢について調査をおこなった。しかしながら，介入の効果においては，さらなる調整変数を考慮する必要がある。たとえば，今回の評価でアウトカム変数のひとつとして扱った健康関連 QOL に対しては，性別，年齢の他に，収入，喫煙習慣，既往症，および BMI といった，今回の取り組みでは評価することができなかったものの，アウトカム変数に影響を与える交絡変数が存在する（Jia & Lubetkin, 2005）。また，今回の取り組みでは，介入地域の保健センターを窓口として調査を実施したところ，50―70代から多くの回答が得られ，20―40代からの回答は少なかった。評価の精度を保つためには，調査票の配布，および回収方法についても工夫が必要であろう。たとえば，Edwards et al.（2002）のメタアナリシスにおいては，調査票の回収率を高める方略として，報酬を用いる，項目を少なくする，フォローアッププログラムを準備する，対象者と直接接触する，および大学によるスポンサーシップを明記する，といった具体的な方法論が提案されている。今後は，地域との連携において，このような回収率を高め，バイアスを低減する努力が必要となる。

3　目的変数および測定法の設定

今回の取り組みでは，身体活動，および食習慣の評価方法として，行動の継続・習慣化という視点から，主に変容ステージをもちいた評価をおこなってきた。しかしながら，生活活動ステージ尺度については，十分な信頼性，

および妥当性の検討がなされていない。今回の取り組みでは，生活活動が歩行，家事活動，職業上の活動等を含む多義的な概念であることから，生活活動ステージの評価を「園芸や掃除等の家事を含む日常生活での身体を動かす活動」として評価した。生活活動のステージについて扱った研究は，岡崎他(2009) が開発した大学生の歩行を主とした生活活動ステージの評価尺度以外に見当たらず，全年代を対象とした一般化可能な尺度の構成がなされていない。Burbank & Riebe (2002（竹中監訳, 2005)) は，トランスセオレティカルモデルに基づく介入において，およそ半数の研究で尺度の信頼性・妥当性の検討がなされないままに対象となる健康行動に適用されてきたことを報告している。加えて，このような柔軟な改変がトランスセオレティカルモデルの発展において貢献してきた一方で，尺度の信頼性・妥当性研究の拡充は，課題であるとしている。したがって，生活活動ステージの教示，および評価の信頼性，妥当性の検討は，今回の取り組みにより得られた知見の一般化可能性を高めるために不可欠である。また，変容ステージを用いた行動の習慣化に対する評価に加え，量的な視点からの評価も必要であろう。近年，生活活動については，中強度身体活動の実施が，1回あたりの継続時間にかかわらず，週150分を満たすことで血管系疾患発症の危険を低下させることが報告されている (Loprinzi & Cardinal, 2013)。すなわち，今回のときがわ町におけるヘルスコミュニケーションで中核的な理論モデルとして扱ったスモールチェンジ方略のように，1回あたりの継続時間が短い活動であっても，それらの積み重ねにより，疾病に対する予防効果が期待できる。そのため，変容ステージのような健康行動の継続・習慣に関する評価に加え，加速度計，あるいは村瀬他 (2002) により信頼性，および妥当性が確認されている国際標準化身体活動質問紙 (International Physical Activity Questionnaire: IPAQ) といった量的な評価が必要である。食習慣についても同様に，管理栄養士による評価，あるいは, Okubo et al. (2008)，および Sasaki et al. (1998) の推奨する自記式食事歴法質問紙 (Self-administered Diet History Questionnaire: DHQ) のように質問紙を用いた量的な評価が望まれる。しかしながら，メタアナリシスでは，項目数の増加が質問紙回収率の低

下に大きな影響を及ぼすことも指摘されている (Edwards et al., 2002)。ヘルスコミュニケーションの実践においては，複数の健康行動の変化について測定することが必要となることも多く，質問項目の増加は避けられない。そのため，基礎研究で用いられる尺度とは別に，最低限度の信頼性・妥当性を保ちつつも，少ない質問項目で介入の効果を評価可能な評価尺度の構成も課題である。

なお，今回のヘルスコミュニケーションでは，心理的な健康に関する評価として健康関連 QOL に関する評価をおこなった。しかしながら，身体的な健康に関する生理学的指標を用いた評価については，実施することができなかった。今後は，体重，BMI など身体的な健康を代表する指標についての評価も検討する必要がある。

第3節　今後の実践に向けて

第3部では，地域におけるヘルスコミュニケーションの実践事例について紹介した。さらなる取り組みへの提言として，取り組みの候補には上がったが実践がかなわなかった，環境・制度面へのアプローチ，および地域が主体となった健康づくりを支援するアプローチについて紹介したい。また，著者がヘルスコミュニケーションの実践に携わっての所感と，事例報告以降のときがわ町の取り組みについて紹介する。

1　環境および制度面への支援を統合した介入

人間の行動が認知，環境との相互作用により規定されているという社会的認知理論 (Bandura, 1999) および，対象者の健康行動の獲得に対して個人，対人，組織，地域，公共制度からの総合的なはたらきかけを重視する社会生態学モデルの視点から，環境，および制度への介入は，主要な方略であるとされている (Active Canada 20/20, 2013 ; CDC, 2013c)。たとえば，MacCallum et al. (2012) は，身体活動の実施を支援する際に整備・利用すべき環境的側面として，オープンスペース，公園，都市計画・土地利用，

移動手段，学校，建物，および仕事場を挙げている。わが国においても，健康行動の実施と近隣環境との関連性について検討がなされている（石井他，2010；須藤他，2011）。しかしながら，環境面への介入は，予算や行政事業との兼ね合いから大きな成果が予想されるものの，実行可能性は低いといえる。一方，Harada et al.（2014）は，筋力トレーニングの実施において，運動施設への主観的なアクセスの容易さが予測因子となっていることが示されている。そのため，運動施設へのアクセスに対する負担感を下げるような情報提供をおこなうことも有益な介入方略であると考えられる。

2　地域が主体となった健康づくりを支援する介入

地域におけるヘルスコミュニケーションの実践は，大学等の有識者や研究者が協力し，プログラムの開発，実施，および評価をもって終了する形式での取り組みが多数である。そのため，地域において活動している健康情報の提供者の行動変容に関する知識や能力を高め，研究者が地域を離れた後でも健康づくりが継続するような持続可能性の高い支援方略については，ほとんど実践されていない。

ヘルスコミュニケーションが継続的に展開されていくためには，地域主導で実施される，持続可能性の高い介入に着目する必要がある。そのため，従来おこなわれてきた「有識者・研究者―住民」という介入の枠組みから，「有識者・研究者―地域の健康づくり提供者（プロバイダー）―住民」という枠組みへパラダイムシフトし，地域における健康情報の提供者を主体とする，レイヘルスアドバイザー育成やプロバイダー教育といった持続可能性の高いヘルスコミュニケーションの実践が必要である。

3　実践研究をおこなって

第３部では，我々の研究グループが３年間にわたり地域において実践してきたヘルスコミュニケーションについて紹介してきた。その過程において，介入を計画した当初には想定していなかった肯定的な影響も確認された。介入を始めた当初は，研究者が主導者となり，アイディアを提供する形で介入

を進めてきた。しかしながら年を追うごとに，地域の保健センターからの発案も増え，介入を始めて5年目からは，保健センターの主導によるポイントカードを用いた健康マイレージ事業や，町のストレッチ体操を広めるレイヘルスアドバイザーの育成なども我々研究者主導の介入と並行しておこなわれている。

　健康行動変容を目的としたヘルスコミュニケーションプログラムへの積極的な参加を促すためには，自身の健康に対する当事者意識（ownership）を育てることが重要である（Sanders & Kirby, 2012）。これは，介入を計画する現場の専門職にとってもあてはまるように感じる。その地域の現場の専門職従事者が，研究者に事業を委託したり，援助を求めるだけでなく，「自分の地域の住民の健康は自分たちで守る」という意識を持つことも，ヘルスコミュニケーションの実践では成功の鍵となるように感じる。また，このような過程において，地域が主体的に実施したヘルスコミュニケーションについても研究者が協力して評価をおこない，知見を積み上げていくことで他の地域にも汎用可能な知見が発見できる可能性がある。

第15章
本書のまとめにかえて
──研究と実践の狭間で

　本書では，ヘルスコミュニケーションの概念定義からプログラム開発における要件，および実践の事例紹介まで広範な内容について紹介した。本書の終章として，研究と実践の狭間で多くの実践者，研究者の方が直面しているであろう課題，および本書に期待されるヘルスコミュニケーション分野の発展への貢献，について考察する。

第1節　ヘルスコミュニケーションの「実践」は「研究」なのか

　健康づくり現場でのヘルスコミュニケーションには，「実践」は「研究」となり得るのか，という議論が常につきまとっている。

　まず，この議論に対して，「研究」の面から考えてみたい。広辞苑第五版による辞書的な意味では，研究とは「よく調べ考えて真理をきわめること」（新村，1998）という極めて広い活動を指すことが理解できる。しかしながら学術の世界における「研究」という概念は，辞書的な意味とは異なり，一般性，再現性，普遍性が重視され，実践に関しても調査や測定をおこない，論文としてエビデンスを残すことを前提，あるいは目的とした活動という意味合いが強くなる。奥村他（2014）は，研究者の責務について，ヘルシンキ宣言における研究報告に関する条文から「研究者，著者，資金提供者，編集者と出版社すべては，研究成果の出版と普及に関する倫理義務を有する。研究者は，ヒトを対象とした研究成果を公的に利用できるようにする義務を有

表15-1　基礎研究，応用研究および開発研究の定義

区　分	定　義
基礎研究 (Basic Research)	特別な応用，用途を直接に考慮することなく，仮説や理論を形成するため若しくは現象や観察可能な事実に関して新しい知識を得るためにおこなわれる理論的または実験的研究
応用研究 (Applied Research)	基礎研究によって発見された知識を利用して，特定の目標を定めて実用化の可能性を確かめる研究，および既に実用化されている方法に関して新たな応用方法を探索する研究
開発研究 (Development)	基礎研究，応用研究および実際の経験から得た知識の利用であり，新しい材料，装置，製品，システム，工程等の導入または既存のこれらのものの改良をねらいとする研究

(出所)　科学技術庁（1984）をもとに作成。

し，研究成果の報告と完全性と正確性に責任を有する。（後略）」という一節を引用し，質の高い研究報告の普及，および必要性の理解に尽力している。
　一方，文部科学省は，かつての科学技術庁の時代より，経済協力開発機構 (Organisation for Economic Co-operation and Development : OECD) の国際的な共通の定義のもと，研究を基礎研究，応用研究，および開発研究，の3つに大別し（科学技術庁，1984），わが国における科学技術振興を図ってきた。現在の文部科学省においても引き継いでもちいられている，表15-1に示す研究の定義に基づきヘルスコミュニケーションについて考察すると，健康づくりに関する調査研究や小規模な実験は，基礎研究として捉えることができる。また，基礎研究により得られた仮説をもとにした一般化可能性を検証することを意図した行動変容技法の効果検証をはじめとする無作為統制化試験は，応用研究にあたるであろう。また，実践は，開発研究の一部とも解釈できる。そのためヘルスコミュニケーションの実践は，その方法論の違いにより分類は異なるものの，「研究」として解釈することができるであろう。
　しかしながら，「実践」という視点に立つと，健康づくりの現場で対象者に触れる専門職従事者，ひいては対象となる人々において，ヘルスコミュニケーションの実践を研究として捉えている者はごく少数であろう。実際の現場においては，「研究」という言葉が効果的な実践の妨げとなることがある。これまで，我々の携わってきたヘルスコミュニケーションの実践においても，

「研究」，「調査」，あるいは「評価」という言葉，あるいはその手続きに対して抵抗感を示す現場の健康づくりの専門職従事者，および対象者は少なくない。「取り組みの趣旨には賛同できるが，同意書に記入をして，何度も調査に協力する労を払ってまで健康づくりの取り組みに参加したいとは思わない」という対象者も少なくない。その主張はごく正当なものと受け止めることができる上，「皆さんが健康になることが報酬」という大義名分のもと，数十項目にわたる質問紙調査に対して物理的な報酬もなく毎回熱心に回答してくれる対象者の方々には，毎度本当に頭が下がる思いである。

　ここまで，ヘルスコミュニケーションの実践における研究の要素の弊害について述べてきたが，研究という要素の欠如もまた誤った実践を助長してしまう危険性がある。「研究」の持つ利点である，過去の取り組みや基礎研究に基づくプログラムの開発，およびデータに基づく実証的な成果報告の視点の欠如は，対象者にとって意味があるのか不明瞭な取り組みを展開してしまう危険性を持ち合わせている。実際に，適切な評価のデザインにより効果検証がなされているヘルスコミュニケーションの実践は多くはない。鎌田（2013）は，特に研究による知見の少ない身体活動の実施を支援する集団・地域を対象とした介入研究の世界的な現状と課題についてまとめ，「"そもそも運動する人・よくからだを動かしている人を地域レベルで増やすことは可能か？"という問いに対して，私たちは明確な答えを持ち合わせていない（一部中略）」という極めて根本的であり重要な課題を指摘している。

　このような現状の中，ヘルスコミュニケーションの成果を実証的に示したいと考える健康づくり専門職従事者や研究者においては，周到に準備した「研究」計画・デザインを遂行することができないというジレンマに直面している者も多いと考えられる。また，研究的な過程における評価，および分析，成果公表の段階においては，研究に関する学術的な知識と技術を持った人材が少なからず必要となるというのも研究という要素が欠けてしまう大きな要因であると感じる。

　学術の世界においても，実践を研究として受け入れる土壌が必ずしも整っているとは言えない。実践の成果を学会や論文として公表する場面では，調

査人数に対して協力者が少ない，そもそも調査依頼している対象者が無作為抽出ではなく，すでに健康に対して興味関心の高そうな者ばかりである，統制群を置かない実践は研究論文として受け付けられない，などといういわゆるバイアスや評価の方法に対する指摘を多く受ける。このような現状からもわかるように，実行可能性との戦いの中で実証的に成果を示そうと試みても，苦労が多い割に批判を浴びることも多いせいか，多くの興味深い取り組みがおこなわれていることが自治体や団体のウェブサイトなどで紹介されるにもかかわらず，研究という視点では評価の水準が低い事例の報告でさえも見る機会は少ないように感じる。日本教育心理学会の刊行する『教育心理学研究』では，教育を扱う学問であるため，学術研究の内容が教育実践と直接関わるものである必要性が指摘されている（市川，1999）。そのため，刊行する学術雑誌においては，「実践研究」というカテゴリを設け，現場の教育職従事者が，学術の専門家と共同で，自身の実践の内容を適切な評価をもって論文として報告する環境整備をおこなっている。

　このような現状を鑑みると，ヘルスコミュニケーションの実践は，研究にもなり得るものの，そこには（a）研究の視点を取り入れる意義に対する対象者や実践をおこなう組織，専門職従事者の理解，（b）研究に関する学術的な知識と技術を持った人材の確保，および（c）成果公表の受け皿となるような学術団体の理解，といったいくつかの障害となる要因が存在すると考えられる。

　ヘルスコミュニケーションの実践の成果が研究として認知されるか否かという議論はあるものの，取り組みの評価がなされ，研究論文として後世に残ることには，大きな意義がある。実践の現場において，実践の記録を研究論文として残していく作業は，極めて労が大きい。しかしながら，いくら成果があったと情報の提供者，対象者ともに認知しているプログラムであったとしても，研究論文という形で実践の記録が残らなければ，一時のもので風化してしまうことも事実である。とはいえ，通常業務も抱える健康づくりの現場に従事する専門家がこのような研究的な知識や技術を独自に学習し，実践することは極めて困難である。そのため，大学をはじめとする学術機関が参

画し，媒体開発から成果公表までの過程を共同でおこなうような土壌の整備が重要であると感じる。

第2節　本書のヘルスコミュニケーション研究・実践への貢献

　まず，健康づくり分野における課題は，わが国の健康づくり施策において最も核となる健康日本21（第2次）の認知度が極端に低い点にある。第1部でも紹介したように，施策を施行して14年余りが経過しているにもかかわらず，内容を理解している国民はわずか4％程度と推計されている（辻，2014）。しかしながら，健康日本21をもとにした各健康行動を紹介するリーフレット等に目を向けると，挿絵が多く文字が少なく，非常にわかりやすいものも多い。そのため，認知度を向上させるためには，健康情報の普及方略に工夫の余地があるように感じる。前途のように，欧米におけるキャンペーン型介入の認知度の報告では，およそ70％という報告が多い（Shimazaki & Takenaka, 2015）。

　さらに日本は，世界的に見ても健康長寿な国であり（WHO, 2016），すでに自立して自身の健康を管理しているいわゆる健康意識の高い国民が多いことも，国の政策としての健康増進が認知されにくいことに影響を及ぼしていると予想される。しかしながら，計画的に準備・作成した健康情報を対象となる人々に届け，人々がより良い人生を送れるように支援することは，重要な活動であると考える。ヘルスコミュニケーションは，「健康情報をわかりやすく相手に伝える」ための学問分野であるとも言える。本書で紹介した健康行動変容を支援する理論と実践は，単に教養としての知識の集約ではなく，そのエッセンスが政策の決定場面，診察の場面，学校での教育，社員の健康づくり，そして何気ない家族や友人との健康に関する雑談といった実践の中で少しでも活かされてこそ価値が出るものと考えられる。

　人間の自己実現・自己充足を目的とした活動は，「健康」という土台の上に成り立つものである。健康は，我々人間がより良く生きていく上で，十分条件とまでは言えないものの，必要条件であることは間違いないであろう。

ヘルスコミュニケーションは，人間が自身の健康を保持・増進し，毎日をより良く生きていくために支援する学問領域であり，早稲田大学の創始者である大隈重信がいう学問の活用そのものであるともいえる。21世紀の初頭である現在においてヘルスコミュニケーションはまだ若く，歴史の浅い学問領域である。当該分野は，これからも研究，実践ともに知見の積み重ねがなされ，21世紀，ひいてはその先においても人類にとって主要な学問分野へと成長していくことが期待される。本書が，その成長のほんの始めの一部として，少しでも貢献できれば，また良くも悪くも健康づくりを支援する効果的な方法を議論するひとつの材料となれば，これ以上ない喜びである。

あとがき

　「今時，概論を充実させた何百頁にもわたる博士論文など流行らない」，今や科学の分野は，細分化，高度化，専門化の風潮が強い。特に若手研究者は，いかに社会に役立ち，研究分野の発展に貢献する被引用件数の多い原著論文を有力な国際雑誌に多く発表できるかが問われる時代になってきている。これは，博士課程在学中から多くの著名な諸先生よりいただいた言葉であり，現実のことであるように思う。実際，多くの学術書をひもといていくと，本書における第1部，および第2部に代表されるようないわゆる概論は，複数の専門家が各章ごとに，深く密な内容を書き上げていくのが主流である。

　そのような現代の学問や科学の潮流に鑑み，本書の前提が学術書であるという点を考えると，本書の内容やねらいは時代の流れに逆行的であり，ヘルスコミュニケーションという事象を広く浅く，一個人が全体論的に捉えたものであるといえる。したがって，本書で取り上げた個々の諸理論・モデル，技法，健康行動を詳細に検討されている真っ当な研究者の方にとっては，大変物足りない内容になっているのではないか，誤った解釈をしている箇所があるのではないかと懸念している。また，現場で健康増進の必要な対象者と日々向き合っている実践者の方にとっては，引用ばかりで中途半端に理解しにくい内容になっているのではないかと，研究者にも実践者にもなりきれない著者は，本書の出版に際して心配している。

　本書は，今時流行らない分厚い博士論文である，「ヘルス・コミュニケーション方略を用いた地域住民の健康行動変容」（2013年度　早稲田大学学位審査論文　博士（人間科学））をもとにして，著者の興味であるコミュニケーションという事象について，10年余り大学で学んだ知見，幸運にも縁があり，中学校や高等教育の現場，地域，企業の健康増進の実践に携わらせていただいた経験をもとに再構成し，著者なりの解釈に基づいてまとめた，実践において重要性が高いと思う事項の備忘録に近い。そのため，内容が著者の専門

とする一次予防に偏っているなどの問題点も多いと感じる。冒頭や終章では本書の学問や実践の発展への貢献という点にも触れさせていただいたが，実際のところは，読んでいただいた方々が何かの気づきを得られる内容になっているのかどうか，あまり自信はない。

　本書，および本書のもとになった博士論文の執筆に際して，多大なるインスピレーション，および現場でのヘルスコミュニケーションの実践の機会・環境を与えていただき，スーパーバイズをいただいております指導教授である本学人間科学学術院の竹中晃二先生には，記して感謝の意を述べさせていただきたいと思います。また，修士課程から継続的にご指導いただいております東海大学名誉教授の吉川政夫先生，博士論文の副査をご担当いただきました本学人間科学学術院の鈴木秀次先生，鈴木晶夫先生にも本書の刊行に関して多大なるご尽力をいただきました。また，この道に入るきっかけを与えていただきました，東海大学体育学部の高妻容一先生にも感謝を申し上げます。ありがとうございました。

　第3部で紹介した埼玉県比企郡ときがわ町での実践活動でお世話になっております，山口清史所長，加藤光典前所長，伊予田芳子前所長，並びに保健師の吉澤真理子様，吉田貴光様，岡本治美様，奥田麻美様のご尽力がなければ，このような成果公表をおこなうことはできませんでした。ありがとうございました。また，本書で紹介しているすべての健康情報媒体の制作には，株式会社サンライフ企画の飯野岳様にご尽力いただきました。

　本書の出版に際しては，出版にかかる過程を一手に支えていただきました早稲田大学出版部の武田文彦様に厚く御礼申し上げます。

　27歳まで学業に専念できる環境を与えていただいた両親，および家族にも記して感謝を述べさせていただきます。最後になりましたが，コミュニケーションの本を執筆するために，家族の多くのコミュニケーションの時間を犠牲にしてしまい，妻である美沙，幼い娘の渚沙には，大変申しわけなく思っております。また，本書の執筆に際してサポートをいただき，ありがとうございました。

いつかキャリアの終焉に，コミュニケーションに関する研究成果をまとめ，本を執筆したいという目標が，まさか20代最後の年にかなってしまうとは夢にも思いませんでした。

　今の世の中，学問を志す者にとっても先の見えない，未来の描きにくいストレスフルな構造ですが，今後も細々と，こつこつと，たんたんと，思いの向くままに進んでいきたいと思います。

　　2016年10月

島崎 崇史

参考文献

Aarva, P., de Haes, W. & Visser, A. 'Health communication research,' *Patient Education and Counseling*, Vol. 30, No.1, 1997, pp. 1-5.

Abraham, C. & Kools, M. *Writing Health Communication, An Evidence-based Guide*, Los Angeles : SAGE Publications, 2012.

Abrams, D. B., Orleans, C. T., Niaura, R. S., Goldstein, M. G., Prochaska, J. O. & Velicer, W. 'Integrating individual and public health perspectives for treatment of tobacco dependence under managed health care : A combined stepped-care and matching model,' *Annals of Behavioral Medicine*, Vol. 18, No. 4, 1996, pp. 290-304.

Active Canada 20/20 'Social ecological model,' Active Canada 20/20 website 〈http://www.activecanada2020.ca/sections-of-ac-20-20/appendix-a/appendix-b/appendix-c-1/appendix-d〉 2013（August 8, 2013 accessed）

Ajzen, I. 'The theory of planned behavior,' *Organizational Behavior and Human Decision Processes*, Vol. 50, No. 2, 1991, pp. 179-211.

Akers, J. D., Cornett, R. A., Savla, J. S., Davy, K. P. & Davy, B. M. 'Daily self-monitoring of body weight, step count, fruit/ vegetable intake, and water consumption : A feasible and effective long-term weight loss maintenance approach,' *Journal of the Academy of Nutrition and Dietetics*, Vol. 112, No. 5, 2012, pp. 685-692.

尼崎光洋・煙山千尋「大学生における身体活動への Health Action Process Approach の適用」『スポーツ心理学研究』40 巻 2 号，2013 年，125-137 頁。

尼崎光洋・森和代「Health Action Process Approach を用いた大学生のコンドーム使用行動の検討」『健康心理学研究』24 巻 2 号，2011 年，9-21 頁。

America on the Move Foundation 'America on the move website,' America On the Move foundation website 〈https://aom3.americaonthemove.org/〉 2013（October 1, 2013 accessed）

Anderssen, S. A., Carroll, S., Urdal, P. & Holme, I. 'Combined diet and exercise intervention reverses the metabolic syndrome in middle-aged males : Results from the Oslo diet and exercise study,' *Scandinavian Journal of Medicine & Science in Sports*, Vol. 17, No. 6, 2007, pp. 687-695.

Anderson, L. M., Quinn, T. A., Glanz, K., Ramirez, G., Kahwati, C., Jonson, D. B., Buchanan, L. R., Archer, W. R., Chattopadhyay, S., Kalra, G. P. & Katz, D. L. 'The effectiveness of worksite nutrition and physical activity interventions for controlling employee overweight and obesity,' *American Journal of Preventive Medicine*, Vol. 37, No. 4, 2009, pp. 340-357.

青木邦夫「在宅高齢者の運動行動のステージと関連する要因」『体育学研究』50 巻 1 号，2005 年，13-26 頁。

Arao, T., Oida, Y., Maruyama, C., Mutou, T., Sawada, S., Matsuzuki, H. & Nakanishi, Y.

'Impact of lifestyle intervention on physical activity and diet of Japanese workers,' *Preventive Medicine*, Vol. 45, No. 2-3, 2007, pp. 146-152.
Ayala, G. X., Vaz, L., Earp, J. A., Elder, J. P. & Cherrington, A. 'Outcome effectiveness of the lay health advisor model among Latinos in the United States : an examination by role,' *Health Education Research*, Vol. 25, No. 5, 2010, pp.815-840.
Baiocchi-Wagner, E. A. & Talley, A. E. 'The role of family communication in individual health attitudes and behaviors concerning diet and physical activity,' *Health Communication*, Vol. 28, No. 2, 2013, pp. 193-205.
Bandura, A. *Psychological Modeling : Conflicting Theories*, Chicago : Aldine-Atherton. 1971.（原野広太郎・福島脩美訳『モデリングの心理学──観察学習の理論と方法』金子書房，1985年。）
Bandura, A. 'Self-efficacy : Toward a unifying theory of behavior change,' *Psychological Review*, Vol. 84, No. 2, 1977, pp.191-215.
Bandura, A. 'Social cognitive theory of self-regulation,' *Organizational Behavior and Human Decision Process*, Vol. 50, 1991, pp. 248-287.
Bandura, A. 'Social cognitive theory of personality,' Pervin, L. A., John, O. P. Eds., *Handbook of Personality : Theory and Research*, 2nd ed, New York : A Division of Guilford Publications, 1999, pp.154-196.
Bandura, A. 'Social cognitive theory : An agentic perspective,' *Annual Review of Psychology*, Vol. 52, 2001, pp. 1-26.
Barnes, R., Giles-Corti, B., Bauman, A., Rosenberg, M., Bull, F. C. & Leavy, J. E. 'Does neighborhood walkability moderate the effects of mass media communication strategies to promote regular physical activity?' *Annals of Behavioral Medicine*, Vol. 45, Suppl. 1, 2013, pp. S86-S94.
Barnidge, E. K., Radvanyi, C., Duggan, K., Motton, F., Wigg, I., Baker, E. A. & Brownson, R. C. 'Understanding and addressing barriers to implementation of environmental and policy intervention to support physical activity and healthy eating in rural communities,' *The Journal of Rural Health*, Vol. 29, No. 1, 2013, pp. 97-105.
Bartlett, E. E., Grayson, M., Barker, R., Levine, D. M., Golden, A. & Libber, S. 'The effects of physician communications skills on patient satisfaction : recall, and adherence,' *Journal of Chronic Diseases*, Vol. 37, No. 9-10, 1984, pp. 755-764.
Bauman, A. & Chau, J. 'The role of media in promoting physical activity,' *Journal of Physical Activity and Health*, Vol. 6, Suppl. 2, 2009, pp. 196-210.
Bauman, A., Smith, B. J., Maibach, E. W. & Reger-Nash, B. 'Evaluation of mass media campaigns for physical activity,' *Evaluation and Program Planning*, Vol. 29, No. 3, 2006, pp. 312-322.
Baylor College of Medicine 'A patchwork of life : One woman's story,' Baylor College of Medicine website 〈https://www.bcm.edu/centers/cancer-center/patchwork-of-life/en/home.cfm〉 2014（March 19, 2016 accessed）

Beaudoin, C. E., Fernandez, G., Wall, J. L. & Farley, T. A. 'Promoting healthy eating and physical activity : Short-term effects of a mass media campaign,' *American Journal of Preventive Medicine*, Vol. 32, No. 3, 2007, pp. 217-223.

Berlo, D. K. *The Process of Communication : An Introduction to Theory and Practice,*. California : Harcourt School. 1960. (布留武郎・阿久津喜弘訳『コミュニケーション・プロセス——社会行動の基礎理論』共同出版，1972年。)

Bodenheimer, T., Davis, C. & Holman, H. 'Helping patient adopt healthier behaviors,' *Clinical Diabetes*, Vol. 25, No. 2, 2007, pp. 66-70.

Branscum, P. & Sharma, M. 'Comic books an untapped medium for health promotion,' *American Journal of Health Studies*, Vol. 24, No. 4, 2009, pp.430-439.

Brawley, L. R. & Latimer, A. E. 'Physical activity guides for Canadians : Messaging strategies, realistic expectations for change, and evaluation,' *Applied Physiology, Nutrition and Metabolism*, Vol. 32, Suppl. 2, 2007, pp. S170-S184.

Briscoe, C. & Aboud, F. 'Behaviour change communication targeting four health behaviours in developing countries : A review of change techniques,' *Social Science & Medicine*, Vol. 75, No. 4, 2012, pp. 612-621.

Brug, J., Oenema, A. & Ferreira, I. 'Theory evidence and intervention mapping to improve behavior nutrition and physical activity interventions,' *International Journal of Behavioral Nutrition and Physical Activity*, Vol. 2, 2005, p.2.

Burbank, P. M., Padula, C. A. & Nigg, C. R. 'Changing health behaviors of older adults,' *Journal of Gerontological Nursing*, Vol. 26, No. 3, 2000, pp. 26-33.

Burbank, P. M. & Riebe, D. *Promoting Exercise and Behavior Change in Older Adults : Intervention with the Transtheoretical Model*. New York : Springer. 2002. (竹中晃二監訳『高齢者の運動と行動変容——トランスセオレティカル・モデルを用いた介入』ブックハウス・エイチディ，2005年。)

Burke, L. E., Wang, J. & Sevick, M. A. 'Self-monitoring in weight loss : a systematic review of the literature,' *Journal of the American Dietetic Association*, Vol. 111, No. 1, 2011, pp. 92-102.

Cacioppo, J. T. & Petty, R. E. 'The elaboration likelihood model of persuasion,' *Advances in Consumer Research*, Vol. 11, 1984, pp.673-675.

Cavill, N. & Bauman, A. 'Changing the people think about health-enhancing physical activity : Do mass media campaigns have a role?' *Journal of Sports Science*, Vol. 22, No. 8, 2004, pp. 771-790.

Centers for Disease Control and Prevention 'What is health communications?' Centers of Disease Control and Prevention website, 〈http://www.cdcnpin.org/scripts/campaign/strategy.asp〉2011 (March 29, 2016 accessed)

Centers for Disease Control and Prevention 'Diabetes public health resource : Community health workers/promotores de salud : Critical connections in communities,' Centers for Disease Control and Prevention website 〈 http://www.cdc.

gov/diabetes/projects/comm.htm 〉 2012 (September 10, 2014 accessed)
Centers for Disease Control and Prevention 'Verb : CDC's youth campaign,' Center of Disease Control and Prevention website 〈http://www.cdc.gov/youthcampaign/〉 2013a (April 16, 2013 accessed)
Centers for Disease Control and Prevention 'Social marketing : Nutrition and physical activity,' Centers of Disease Control and Prevention website 〈 http://www.cdc.gov/nccdphp/dnpa/socialmarketing/training /index.htm〉 2013b (March 21, 2013 accessed)
Centers for Disease Control and Prevention 'The social-ecological model : A framework for prevention,' Center of Disease Control and Prevention website 〈http://www.cdc.gov/violenceprevention/overview/social-ecologicalmodel.html〉 2013c (August 8, 2013 accessed)
Centers for Disease Control and Prevention 'Health communication journals,' Centers of Disease Control and Prevention website, 〈https://npin.cdc.gov/pages/health-communication-journals〉 2016 (March 4, 2016 accessed)
Chang, F. C., Lee, C. M., Chen, P. H., Chiu, C. H., Miao, N. F., Pan, Y. C., Huang, T. F. & Lee, S. C. 'Using media exposure to predict the initiation and persistence of youth alcohol use in Taiwan,' *International Journal of Drug Policy*, Vol. 25, No. 3, 2014, pp.386-392.
Cheng, H., Kotler, P. & Lee, N. R. *Social Marketing for Public Health* Canada : Jones and Bartlett Publishers, 2011.
Cohen, D. A., Han, B., Derose, K. P., Williamson, S., Marsh, T. & McKenzie, T. L. 'Physical activity in parks : A randomized controlled trial using community engagement,' *American Journal of Preventive Medicine*, Vol. 45, No. 5, 2013, pp. 590-597.
Cooper, C. P., Roter, D. L. & Langlieb, A. M. 'Using entertainment television to build a context for prevention news stories,' *Preventive Medicine*, Vol. 31, No. 3, 2000, pp.225-231.
大坊郁夫『セレクション社会心理学-14　しぐさのコミュニケーション——人は親しみをどう伝え合うか』サイエンス社, 2012年。
Damschroder, L. J., Lutes, L. D., Goodrich, D. E., Gillon, L. & Lowery, J. C. 'A small-change approach delivered via telephone promotes weight loss in veterans : Results from ASPIRE-VA pilot study,' *Patient Education and Counseling*, Vol. 79, No. 2, 2010, pp. 262-266.
Donovan,R. J., James, R., Jalleh, G. & Sidebottom, C. 'Implementing mental health promotion : The Act-Belong Commit mentally healthy WA campaign in western Australia,' *International Journal of Mental Health Promotion*, Vol. 8, No. 1, 2006, pp.33-42.
Derose, K. P., Marsh, T., Mariscal, M., Pina-Cortez, S. & Cohen, D. A. 'Involving community stakeholders to increase park use and physical activity,' *Preventive Medicine*, Vol. 64, 2014, pp. 14-19.

Dornelas, E. A., Wylie-Rosett, J. & Swencionis, C. 'The DIET study : Long-term outcomes of a cognitive-behavioral weight-control intervention in independent-living elders,' *Journal of the American Dietetic Association*, Vol. 98, No.11, 1998, pp. 1276-1281.

蝦名玲子「ヘルスコミュニケーション」『日本保健医療行動科学会年報』22巻，2007年，176-181頁。

Edwards, P., Roberts, I., Clarke, M., DiGuiseppi, C., Pratap, S., Wentz, R. & Kwan, I. 'Increasing response rates to postal questionnaires : systematic review,' *BMJ*, Vol. 324, 2002, pp. 1183-1185.

Enwald, H. P. K. & Huotari, M. A. 'Preventing the obesity epidemic by second generation tailored health communication : An interdisciplinary review,' *Journal of Medical Internet Research*, Vol. 12, No. 2, 2010, e24.

Evans, W. D. & Hastings, G. *Public Health Branding : Applying Marketing for Social Change*, New York : Oxford University Press Inc, 2008.

Ferney, S.L., Msrshall, A.L., Eakin, E.G. & Owen, N. 'Randomized trial of a neighborhood environment-focused physical activity website intervention,' *Preventive Medicine*, Vol. 48, No.2, 2009, pp. 144-150.

Fletcher, G. M., Behrens, T. K. & Domina, L. 'Barriers and enabling factors for work-site physical activity programs : A qualitative examination,' *Journal of Physical Activity and Health*, Vol.5, No. 3, 2008, pp.418–429.

Fossard, E. & Lande, R. 'Entertainment-education for better health,' *INFO Report*, Vol. 17, 2008, pp.1-16.

Francis, J. J., Eccles, M. P., Johnston, M., Walker, A., Grimshaw, J., Foy, R., Kaner, E. F. S., Smith, L. & Bonetti, D. *Constructing Questionnaires Based on the Theory of Planned Behavior*, UK : Center of Health Service Research University of Newcastle, 2004.

Fry, J. P. & Neff, R. A. 'Periodic prompts and reminders in health promotion and health behavior interventions : systematic review,' *Journal of Medical Internet Research*, Vol. 11, No. 2, 2009, e16.

藤本学・大防郁夫「コミュニケーション・スキルに関する諸因子の階層構造への統合の試み」『パーソナリティ研究』15巻3号，2007年，347-361頁。

藤澤雄太・満石寿・前場康介・竹中晃二「女子大学生の身体活動量の増加を意図した面接効果に関する予備的研究──チェンジトークと自己効力感の関連性」『学校メンタルヘルス』13巻1号，2010年，49-58頁。

福田吉治・林辰美「健康づくりに関するメッセージの効果認識の関連要因──社会経済的要因に着目して」『日本公衆衛生雑誌』62巻7号，2015年，347-356頁。

福原俊一・鈴鴨よしみ『SF-8日本語版マニュアル NPO』健康医療評価研究機構，2004年。

福原俊一・鈴鴨よしみ「健康関連QOL尺度──SF-8とSF-36」『医学のあゆみ』213巻2号，2005年，133-136頁。

Gardner, B., Lally, P. & Wardle, J. 'Making health habitual : the psychology of 'habitformation' and general practice,' *The British Journal of General Practice*, Vol. 62, No. 605, 2012, pp.664-666.

Gerstel, E., Pataky, Z., Busnel, C., Rutschmann, O., Guessous, I., Zumwald, C. & Golay, A. 'Impact of lifestyle intervention on body weight and the metabolic syndrome in home-care providers,' *Diabetes & Metabolism*, Vol .39, No. 1, 2013, pp. 78-84.

Gittelsohn, J., Steckler, A., Johnson, C. C., Pratt, C., Grieser, M., Pickrel, J., Stone, E. J., Conway, T., Coombs, D. & Staten, L. K. 'Formative research in school and community-based health programs and studies : "state of the art" and the TAAG approach,' *Health Education & Behavior*, Vol. 33, No. 1, 2006, pp.25-39.

Glanz, K., Rimer, B. K. & Viswanath, K. 'Chapter 1 The scope of health behavior and health education,' Glanz, K., Rimer, B. K. & Viswanath, K. eds., *Health Behavior and Health Education* : *Theory, Research, and Practice*, 4th edition, San Francisco : Jossey-Bass A Wiley Imprint, 2008, pp.3-22.

Glasgow, R.E., Vogt, T.M. & Boles, S.M. 'Evaluating the public health impact of health promotion interventions : the RE-AIM framework,' *American Journal of Public Health*, Vol. 89, No. 9, 1999, pp.1322-1327.

Gold, J., Lim, M. S., Hellard, M. E., Hocking, J. S. & Keogh, L. 'What's in a message? Delivering sexual health promotion to young people in Australia via text messaging,' *BMC Public Health*, Vol. 10, 2010, p.792.

Goldstein, M. G., Whitlock, E. P. & DePue, J. 'Multiple behavioral risk factor interventions in primary care : Summary of research evidence,' *American Journal of Preventive Medicine*, Vol. 27, Suppl. 2, 2004, pp.61-79.

Green, L. W. & Kreuter, M. W. *Health Promotion Planning* : *An Educational and Environmental Approach*, 2nd ed., 1991.（神馬征峰・岩永俊博・松野朝之・鳩野洋子訳『ヘルスプロモーション――PRESEED-PROCEEDモデルによる活動の展開』医学書院, 1997年。）

Green, L. W., Richard, L. & Potvin, L. 'Ecological foundations of health promotion,' *American Journal of Health Promotion*, Vol. 10, No. 4, 1996, pp. 270-281.

Gutnick, D., Reims, K., Davis, C., Gainforth, H., Jay, M. & Cole, S. 'Brief action planning to facilitate behavior change and support patient self-management,' *Journal of Clinical Outcomes Management*, Vol. 21, No. 1, 2014, pp. 17-29.

Gwede, C. K., Ashley, A. A., McGinnis, K., Montiel-Ishino, F. A., Standifer, M., Baldwin, J., Williams, C., Sneed, K. B., Wathington, D., Dash-Pitts, L. & Green, B. L. 'Designing a community-based lay health advisor training curriculum to address cancer health disparities,' *Health Promotion Practice*, Vol. 14, No. 3, 2013, pp. 415-424.

濱﨑秀崇・柳内秀勝「肥満および代謝性疾患におけるNon exercise activity thermogenesis (NEAT) について」『肥満研究』21巻2号, 2015年, 99-105頁。

Hamasaki, H., Yanai, H., Kakei, M., Noda, M. & Ezaki, O. 'The validity of the non-exercise activity thermogenesis questionnaire evaluated by objectively measured daily physical activity by the triaxial accelerometer,' *BMC Sports Science, Medicine and Rehabilitation*, Vol. 46, 2014, p.27.

Han, K. H. & Jo, S. 'Does culture matter? : a cross-national investigation of women's responses to cancer prevention campaigns,' *Health Care for Women International*, Vol. 33, No. 1, 2012, pp.75-94.

Harada, K., Shibata, A., Ishii, K., Liao, Y. & Oka K. 'Perceived and objectively measured access to strength-training facilities and strength-training behavior,' *Annals of Behavioral Medicine*, Vol. 48, No. 1, 2014, pp. 120-124.

Hawkins, R. P., Kreuter, M., Resnicow, K., Fishbein, M. & Dijkstra, A. 'Understanding tailoring in communicating about health,' *Health Education Research*, Vol. 23, No. 3, 2008, pp. 454-466.

Hay, J., Coups, E. J., Ford, J. & DiBonaventura, M. 'Exposure to mass media health information, skin cancer beliefs, and sun protection behaviors in a United States probability sample,' *Journal of the American Academy of Dermatology*, Vol. 61, No. 5, 2009, pp.783-792.

Head, K. J., Noar, S. M., Iannarino, N. T. & Harrington, N. G. 'Efficacy of text message-based intervention for health promotion : A meta-analysis,' *Social Science & Medicine*, Vol.97, 2013, pp.41-48.

Heath, G. W., Parra, D. C., Sarmiento, O. L., Andersen, L. B., Owen, N., Goenka, S., Montes, F. & Brownson, R. C. 'Evidence-based intervention in physical activity : Lessons from around the world,' *Lancet*, Vol. 380, No. 9838, 2012, pp. 272-281.

Hernandez, M. Y. & Organista, K. C. 'Entertainment-education? A fotonovela? A new strategy to improve depression literacy and help-seeking behaviors in at-risk immigrant Latinas,' *American Journal of Community Psychology*, Vol.52, No.3-4, 2013, pp.224-235.

Hersey, J. C., Khavjou, O., Strange, L. B., Atkinson, R., Blair, S. N., Campbell, S., Hobbs, C. L., Kelly, B., Fitzgerald, T. M., Doto, J. K., Koch, M. A., Munoz, B., Peele, E., Stockdale, J., Augustine, C., Mitchell, G., Arday, D., Kugler, J., Dorn, P., Ellzy, J., Julian, R., Grissom, J. & Britt, M. 'The efficacy and cost-effectiveness of a community weight management intervention : A randomized controlled trial of the health weight management demonstration,' *Preventive Medicine*, Vol. 54, No. 1, 2012, pp. 42-49.

Hill, J. O. 'Can a small-change approach help address the obesity epidemic? A report of the joint task force of the American society for nutrition, institute of food technologists, and international food information council,' *American Journal of Clinical Nutrition*, Vol. 89, No. 2, 2009, pp. 477-484.

Hill, J. O., Peters, J. C. & Wyatt, H. R. 'Using the energy gap to address obesity : A commentary,' *Journal of the American Dietetic Association*, Vol. 109, No. 11, 2009, pp. 1848-1853.

宝珠山正隆「全国健康保険協会による中小企業（事業主）とのコラボヘルス――一社一健

康宣言事業」『産業保健と看護』7 巻 2 号，2015 年，65-67 頁。

Houts, P. S., Doak, C. C., Doak, L. G. & Loscalzo, M. J. 'The role of pictures in improving health communication : a review of research on attention, comprehension, recall, and adherence,' *Patient Education and Counseling*, Vol. 61, No. 2, 2006, pp.173-190.

市川伸一「「実践研究」とはどのような研究をさすのか——論文例に対する教心研編集委員の評価の分析」『教育心理学年報』38 巻，1999 年，180-187 頁。

池田光穂「ヘルスコミュニケーションをデザインする」『Communication – Design』6 巻，2012 年，1-16 頁。

井上節子・太田信宏・渡邊美樹・中島滋・長岡功「QOL に影響する食生活要因とその効果」『日本未病システム学会雑誌』16 巻，2010 年，228-237 頁。

石井香織・柴田愛・岡浩一郎・井上茂・下光輝一「日本人成人における健康増進に寄与する推奨身体活動の充足に関連する自宅近隣の環境要因」『日本健康教育学会誌』18 巻 2 号，2010 年，115-125 頁。

岩﨑信子「Ⅰ．学校の保健と安全のしくみ——学校保健安全法と養護教諭」『母子保健情報』65 巻，2012 年，10-13 頁。

Jacobson, D. & Gance-Cleveland, B. 'A systematic review of primary healthcare provider education and training using the Chronic Care Model for Childhood Obesity,' *Obesity Reviews*, Vol. 12, No. 15, 2011, pp. e244-e256.

Jia, H. & Lubetkin, E. I. 'The impact of obesity on health-related quality-of-life in the general adult US population,' *Journal of Public Health*, Vol. 27, No. 2, 2005, pp. 156-164.

Jibaja-Weiss ML, Volk RJ, Granchi TS, Neff NE, Robinson EK, Spann SJ, Aoki N, Friedman LC & Beck JR. 'Entertainment education for breast cancer surgery decisions : a randomized trial among patients with low health literacy,' *Patient Education and Counseling*, Vol.84, No.1, 2011, pp.41-48.

Judah, G., Gardner, B., Aunger, R. 'Forming a flossing habit : an exploratory study of the psychological determinants of habit formation,' *British Journal of Health Psychology*, Vol.18, No.2, 2013, pp.338-353.

科学技術庁『昭和 59 年版科学技術白書——21 世紀の新たな技術の創出を目指して』文部科学省ウェブサイト〈http://www.mext.go.jp/b_menu/hakusho/html/hpaa198401/hpaa198401_1_001.html〉1984 年（2016 年 3 月 18 日アクセス）

貝川直子「学校組織特性とソーシャルサポートが教師バーンアウトに与える影響」『パーソナリティ研究』17 巻 3 号，2009 年，270-279 頁。

鎌田真光「身体活動を促進するポピュレーション戦略のエビデンスをいかに作るか？——ポピュレーション介入研究に関わる理論と枠組み」『Research in exercise epidemiology』15 巻 2 号，2013 年，61-70 頁。

Kamada, M., Kitayuguchi, J., Inoue, S., Ishikawa, Y., Nishiuchi, H., Okada, S., Harada, K., Kamioka, H. & Shiwaku, K. 'A community-wide campaign to promote physical activity in middle-aged and elderly people : a cluster randomized controlled trial,' *International Journal of Behavioral Nutrition and Physical Activity*, Vol. 10, 2013, p. 44.

Kamada, M., Kitayuguchi, J., Abe, T., Taguri, M., Inoue, S., Ishikawa, Y., Harada, K., Lee, I. M., Bauman, A. & Miyachi, M. 'Community-wide promotion of physical activity in middle-aged and older Japanese：a 3-year evaluation of a cluster randomized trial.' International Journal of Behavioral Nutrition and Physical Activity, Vol. 12, 2015, p. 82.
片山貴文・佐野洋子・深見薫・松中茂登子・松本和子・塚本奈々・前田育子・梅原美紀・辻由美・河崎智子・長谷川智子「エレベータ停止とメッセージ掲示の一連の組み合わせによる職場における階段利用の促進」『兵庫県立大学看護学部・地域ケア開発研究所紀要』Vol. 17, 2010 年, 75-86 頁。
Katz, E. & Lazarsfeld, P. F. *Personal Influence*, Livingston：Transaction, 1955.（竹内郁郎訳『パーソナル・インフルエンス』培風館, 1965 年。）
川上憲人「第1章 ポジティブメンタルヘルスとは」川上憲人・小林由佳共編『ポジティブメンタルヘルス——いきいき職場づくりへのアプローチ』2015 年, 培風館, 1-18 頁。
経済産業省「健康経営銘柄」経済産業省ウェブサイト〈http://www.meti.go.jp/policy/mono_info_service/healthcare/kenko_meigara.html〉2016 年（2016 年 3 月 23 日アクセス）
Kelley, K. & Abraham, C. 'RCT of a theory-based intervention promoting healthy eating and physical activity amongst out-patients older than 65 years,' *Social Science & Medicine*, Vol. 59, No. 4, 2004, pp. 787-797.
Keyserling, T. C., Hodge, C. D. S., Jilcott, S. B., Johnston, L. F., Garcia, B. A., Gizlice, Z., Gross, M. D., Saviñon, C. E., Bangdiwala, S. I., Will, J. C., Farris, R. P., Trost, S. & Ammerman, A. S. 'Randomized trial of a clinic-based, community-supported, lifestyle intervention to improve physical activity and diet：The North Carolina enhanced WISEWOMAN project,' *Preventive Medicine*, Vol. 46, No. 6, 2008, pp. 499-510.
Khalil, G. K. & Rintamaki, L. S. 'A televised entertainment-education drama to promote positive discussion about organ donation,' *Health Education Research*, Vol. 29, No. 2, 2014, pp.284-296.
菊池章夫「KiSS-18 研究ノート」『岩手県立大学社会福祉学部紀要』6 巻 2 号, 2004 年, 41-51 頁。
Kok, G., van den Borne, B. & Mullen, P. D. 'Effectiveness of health education and health promotion：Meta-analyses of effect studies and determinants of effectiveness,' *Patient Education and Counseling*, Vol. 30, No. 1, 1997, pp. 19-27.
今野洋子「養護教諭および保健室に関する研究（1）——大学生の持つ養護教諭と保健室の印象から」『生涯学習研究と実践——北海道浅井学園大学生涯学習研究所研究紀要』8 巻, 2005 年, 251-266 頁。
Kools, M. 'Making written materials easy to use,' Abraham, C. & Kools, M. eds. *Writing Health Communication, an Evidence-based Guide*, SAGE Publications：Los Angeles, 2012, pp.43-62.
Kools, M., van de Wiel, M. W., Ruiter, R. A. & Kok, G. 'Pictures and text in instructions for medical devices：effects on recall and actual performance,' *Patient Education and*

Counseling, Vol. 64, No. 1-3, 2006, pp.104-111.
Kotler, P. & Lee, N. R. *Social Marketing*：*Influencing Behaviors for Good*, 3rd ed., California：Sage Publications Inc., 2008.
Kotler, P. & Lee, N. R. *Up and Out of Poverty*：*The Social Marketing Solution*, 1st ed., Pennsylvania：Wharton School Publishing, 2009.（塚本一郎監訳『コトラーソーシャルマーケティング──貧困に克つ7つの視点と10の戦略的取り組み』丸善株式会社, 2010年。）
公益財団法人健康・体力づくり事業財団『地域における健康日本21実践の手引き』公益財団法人健康・体力づくり事業財団ウェブサイト〈http://www.kenkounippon21.gr.jp/kenkounippon21/jissen/index.html〉2008年（2012年10月10日アクセス）
公益財団法人健康・体力づくり事業財団『公益財団法人健康・体力づくり事業財団ウェブサイト』公益財団法人健康・体力づくり事業財団ウェブサイト〈http://www.health-net.or.jp/〉2012年（2012年10月9日アクセス）
公益社団法人日本WHO協会『健康の定義について』公益社団法人日本WHO協会ウェブサイト〈http://www.japan-who.or.jp/commodity/kenko.html〉2015年（2016年3月1日アクセス）
厚生科学審議会地域保健健康増進栄養部会・次期国民健康づくり運動プラン策定専門委員会『健康日本21（第2次）の推進に関する参考資料』厚生労働省ウェブサイト〈http://www.mhlw.go.jp/bunya/kenkou/kenkounippon21.html〉2012年（2013年9月11日アクセス）
厚生労働省『健康日本21』健康日本21ウェブサイト〈http://www.kenkounippon21.gr.jp/〉2000年（2013年1月6日アクセス）
厚生労働省『平成18年国民健康・栄養調査』厚生労働省ウェブサイト〈http://www.mhlw.go.jp/bunya/kenkou/kenkou_eiyou_chousa.html〉2008年a（2012年10月30日アクセス）
厚生労働省『特定健診・保健指導』厚生労働省ウェブサイト〈http://www.mhlw.go.jp/bunya/shakaihosho/iryouseido01/info02a.html〉2008年b（2012年10月30日アクセス）
厚生労働省『コミュニケーションの手引き──生活習慣の改善をうながすために』厚生労働省ウェブサイト〈https://www.e-healthnet.mhlw.go.jp/information/communication_manual/index.html〉2010年a（2014年9月12日アクセス）
厚生労働省『すこやか生活習慣国民運動のメッセージデザインに関する調査業務』厚生労働省ウェブサイト〈https://www.e-healthnet.mhlw.go.jp/information/communication_manual/index.html〉2010年b（2014年9月12日アクセス）
厚生労働省『平成22年　国民生活基礎調査の概況』厚生労働省〈http://www.mhlw.go.jp/toukei/saikin/hw/k-tyosa/k-tyosa10/〉2011年（2016年3月3日アクセス）
厚生労働省『健康日本21　具体的な活動』厚生労働省ウェブサイト〈http://www.kenkounippon21.gr.jp/kenkounippon21/katsudo/index.html〉2012年（2013年1月7日アクセス）
厚生労働省「労働市場分析レポート第23号　新規学卒者の離職状況（平成22年3月卒業

者の状況)」2013 年,厚生労働省。
厚生労働省『精神疾患による患者数』知ることからはじめようみんなのメンタルヘルス 厚生労働省ウェブサイト〈http://www.mhlw.go.jp/kokoro/speciality/data.html〉2014 年(2016 年 3 月 3 日アクセス)
厚生労働省「ストレスチェック等の職場におけるメンタルヘルス対策・過重労働対策等」厚生労働省ウェブサイト〈http://www.mhlw.go.jp/bunya/roudoukijun/anzeneisei12/〉2016 年(2016 年 3 月 23 日アクセス)
厚生労働省・中央労働災害防止協会「メンタルヘルス対策における職場復帰支援 改訂 心の健康問題により休業した労働者の職場復帰支援の手引き」中央労働災害防止協会 健康確保推進部メンタルヘルス推進センター,2010 年。

Kravitz, L. 'Small change and the obesity epidemic,' *IDEA Fitness Journal*, Vol. 7, 2010, pp.18-20.

Krebs, P., Prochaska, J. O. & Rossi, J. S. 'A meta-analysis of computer-tailored interventions for health behavior change,' *Preventive Medicine*, Vol. 51, No. 3-4, 2010, pp. 214-221.

Kreps, G. L. 'Methodological diversity and integration in health communication inquiry,' *Patient Education and Counseling*, Vol. 82, No. 3, 2011, pp. 285-291.

Kreuter, M. W. & Wray, R. J. 'Tailored and targeted health communication : Strategies for enhancing information relevance,' *American Journal of Health Behavior*, Vol. 27, Suppl. 3, 2003, pp. S227-S232.

Kripalani, S., Robertson, R., Love-Ghaffari, M. H., Henderson, L. E., Praska, J., Strawder, A., Katz, M. G. & Jacobson, T. A. 'Development of an illustrated medication schedule as a low-literacy patient education tool,' *Patient Education and Counseling*, Vol. 66, No. 3, 2007, pp. 368-377.

Kristal, A. R., Glanz, K., Curry, S. J. & Patterson, R. E. 'How can stages of change be best used in dietary interventions?' *Journal of the American Dietetic Association*, Vol. 99, No. 6, 1999, pp. 679-684.

Kroeze, W., Werkman, A. & Brug, J. 'A systematic review of randomized trial on the effectiveness of computer-tailored education on physical activity and dietary behaviors,' *Annals of Behavioral Medicine*, Vol. 31, No. 3, 2006, pp. 205-223.

Lally, P. & Gardner, B. 'Promoting habit formation,' *Health Psychology Review*, Vol. 7, Suppl. 1, 2013, pp. S137-S158.

Lally, P., van Jaarsveld, C. H. M., Potts, H. W. W. & Wardle, J. 'How are habits formed : Modelling habit formation in the real world,' *European Journal of Social Psychology*, Vol. 40, No. 6, 2010, pp. 998-1009.

Lally, P., Wardle, J. & Gardner, B. 'Experiences of habit formation : a qualitative study,' *Psychology, Health & Medicine*, Vol. 16, No. 4, 2011, pp. 484-489.

Lasswell, H. D.「社会におけるコミュニケーションの構造と機能」Schramm, W. ed., *Mass Communication*, 2nd ed., Illinois : University of Illinois. 1948.(学習院大学社会学研究室

訳『新版 マス・コミュニケーション——マス・メディアの総合的研究』東京創元社,1985年。)
Latimer, A. E., Brawley, L. R. & Bassett, R. L. 'A systematic review of three approaches for constructing physical activity messages : What messages work and what improvements are needed?' *International Journal of Behavioral Nutrition and Physical Activity*, Vol. 7, 2010, p. 36.
Leavy, J. E., Rosenberg, M., Bauman, A. E., Bull, F. C., Giles-Corti, B., Shilton, T., Maitland, C. & Barnes, R. 'Effects of Find Thirty every day® : Cross-sectional findings from a western Australia population-wide mass media campaign, 2008-2010,' *Health Education & Behavior*, Vol. 40, No. 4, 2013, pp. 480-492.
Lee, T. W., Ko, I. S. & Lee, K. J. 'Health promotion behaviors and quality of life among community-dwelling elderly in Korea : A cross-sectional survey,' *International Journal of Nursing Studies*, Vol. 43, No. 4, 2006, pp. 293-300.
van Leeuwen, L., Renes, R. J. & Leeuwis, C. 'Televised entertainment-education to prevent adolescent alcohol use : perceived realism, enjoyment, and impact,' *Health Education & Behavior*, Vol. 40, No. 2, 2013, pp. 193-205.
Levine, J. A., Schleusner, S. J. & Jensen, M. D. 'Energy expenditure of nonexercise activity,' *The American Journal of Clinical Nutrition*, Vol. 72, No. 6, 2000, pp.1451-1454.
Lewin, S., Munabi-Babigumira, S., Glenton, C., Daniels, K., Bosch-Capblanch, X., van Wyk, B. E., Odgaard-Jensen, J., Johansen, M., Aja, G. N., Zwarenstein, M. & Scheel, I. B. 'Lay health workers in primary and community health care for maternal and child health and the management of infectious diseases,' *Cochrane Database of Systematic Reviews*, Vol. 17, No. 3, 2010, CD004015.
Lewis, M.A., McBride, C.M., Pollak, K.I., Puleo, E., Butterfield, R.M. & Emmons, K.M. 'Understanding health behavior change among couples : an interdependence and communal coping approach,' *Social Science and Medicine*, Vol. 62, No. 2, 2006, pp. 1369-1380.
Locke, E. A. & Latham, G. P. 'Building a practically useful theory of goal setting and task motivation : A 35-year odyssey,' *American Psychologist*, Vol. 57, No. 9, 2002, pp. 705-717.
Loprinzi, P. D. & Cardinal, B. J. 'Association between biologic outcomes and objective measured physical activity accumulated in 〉10-minite bouts and 〈10-minute bouts,' *American Journal of Health Promotion*, Vol. 26, No. 3, 2013, pp. 143-151.
Lorentzen, C., Ommundsen, Y., Jenum, A. K. & Holme, I. 'The "Romsås in Motion" community intervention : program exposure and psychosocial mediated relationships to change in stages of change in physical activity,' *International Journal of Behavioral Nutrition and Physical Activity*, Vol. 4, 2007, p. 15.
Luca, N. R. & Suggs, L. S. 'Strategies for the social marketing mix : A systematic review,' *Social Marketing Quarterly*, Vol. 16, No. 4, 2010, pp. 122-149.

Lundahl, B., Moleni, T., Burke, B. L., Butters, R., Tollefson, D., Butler, C. & Rollnick, S. 'Motivational interviewing in medical care settings : a systematic review and meta-analysis of randomized controlled trials,' *Patient Education and Counseling*, Vol. 93, No. 2, 2013, pp. 157-68.

Lutes, L. D., Daiss, S. R., Barger, S. D., Read, M., Steinbaugh, E. & Winett, R. A. 'Small changes approach promotes initial and continued weight loss with a phone-based follow-up : Nine-month outcomes from ASPIRES II,' *American Journal of Health Promotion*, Vol. 26, No. 4, 2012, pp. 235-238.

Lutes, L. D. & Steinbaugh, E. K. 'Theoretical models for pedometer use in physical activity interventions,' *Physical Therapy Reviews*, Vol. 15, No. 3, 2010, pp. 143-153.

Lutes, L. D., Winett, R. A., Barger, S. D., Wojcik, J. R., Herbert, W. G., Nickols-Richardman, S. M. & Anderson, S. E. 'Small change in nutrition and physical activity promote weight loss and maintenance : 3-month evidence from the ASPIRE randomized trial,' *Annals of Behavioral Medicine*, Vol. 35, No. 3, 2008, pp. 351-357.

MacCallum, L., Howson, N. & Gopu, N. 'Designed to move : A physical activity action agenda,' Designed to move website 〈http://designedtomove.org/〉 2012（November 26, 2012 accessed）.

MacGregor, K., Handley, M., Wong, S., Sharifi, C., Gjeltema, K., Schillinger, D. & Bodenheimer, T. 'Behavior-change action plans in primary care : a feasibility study of clinicians,' Journal of The American Board Family Medicine, Vol. 19, No. 3, 2006, pp. 215-223.

前場康介「高齢者の運動とセルフ・エフィカシー」竹中晃二編『運動と健康の心理学』朝倉書店，2012年，165-166頁．

前場康介・満石寿・藤澤雄太・飯尾美沙・竹中晃二「高齢者における運動セルフ・エフィカシー情報源尺度の開発と運動セルフ・エフィカシーおよび定期的運動習慣との関連」『健康支援』13巻1号，2011年，19-28頁．

Maibach, E. W. 'Recreating communities to support active living : A new role for social marketing,' *American Journal of Health Promotion*, Vol. 18, No. 1, 2003, pp. 114-119.

Marcus, B. H. & Forsyth, L. H. *Motivating People to Be Physically Active*, Human Kinetics Publishers, 2003.（下光輝一・中村好男・岡浩一朗監訳『行動科学を活かした身体活動・運動支援――活動的なライフスタイルへの動機づけ』大修館書店，2006年。）

Marlatt, G. A. & Donovan, D. M. *Relapse Prevention : Maintenance Strategies in the Treatment of Addictive Behaviors*, 2nd ed., New York : Guilford Press, 2005.（原田隆之訳『リラプス・プリベンション――依存症の新しい治療』日本評論社，2011年。）

Martens, R. *Coaches Guide to Sport Psychology*, Champaign : Human Kinetics. 1987.

Martinez, S. M., Ayala, G. X., Patrick, K., Arredondo, E. M., Roesch, S. & Elder, J. 'Associated pathway between neighborhood environment, community resource factors, and leisure-time physical activity among physical activity among Mexican-American adults in San Diego California,' *American Journal of Health Promotion*, Vol. 26, No. 5,

2012, pp. 281-288.
Matsalla, G. 'Physical activity and mental health：A holistic approach,' *Well Spring*, Vol. 23, 2012, pp. 1-4.
松本裕史「身体活動の増強を目的とした大学構内における階段利用促進ポスターの効果」『健康運動科学』2巻2号，2011年，105-110頁。
McCallum, Z., Wake, M., Gerner, B., Harris, C., Gibbons, J., Waters, E. & Baur, L. 'Can Australian general practitioners tackle childhood overweight/obesity? Methods and process from the LEAP（live, eat and play）randomized controlled trial,' *Journal of Paediatrics and Child Health*, Vol. 41, No. 9-10, 2005, pp. 488-494.
McCombs, M. E. & Shaw, D. L. 'The agenda-setting function of mass media.' *Public Opinion Quarterly*, Vol. 36, No. 2, 1972, pp.176-187.
McGuire, W. 'Public communication as a strategy for inducing health-promoting behavior change,' *Preventive Medicine*, Vol. 13, No. 3, 1984, pp. 299-319.
McQuail, D. & Windahl, S. *Communication Models for the Study of Mass Communication*, Essex：Longman Group, 1981.（山中正剛・黒田勇訳『コミュニケーション・モデルズ：マス・コミ研究のために』松籟社，1989年。）
Mehrabian, A. *Silent Messages：Implicit Communication of Emotions and Attitudes*, California：Wadsworth, 1981.（西田司・津田幸男・岡村輝人・山口常夫訳『非言語コミュニケーション』聖文社，1986年。）
Michie, S., Abraham, C., Whittington, C., McAteer, J. & Gupta, S. 'Effective techniques in healthy eating and physical activity interventions：a meta-regression,' *Health Psychology*, Vol. 28, No. 6, 2009, pp. 690-701.
Michie, S., Ashford, S., Sniehotta, F. F., Dombrowski, U., Bishop, A. & French, D. P. 'A refined taxonomy of behavior change techniques to help people change their physical activity and healthy eating behaviors：CALO-RE taxonomy,' *Psychology and Health*, Vol. 26, No. 11, 2011, pp. 1479-1498.
Miller, W. R. & Rollnick, S. *Motivational Interviewing：Preparing People for Change*, 2nd ed., New York：The Guilford Press, 2002.（松島義博・後藤恵・猪野亜朗訳『動機づけ面接法──応用編』星和書店，2012年。）
Miltenberger, R. G. *Behavior Modification：Principles and Procedures*, 2nd edition. Singapore：Wadsworth. 2001.（園山繁樹・野呂文行・渡部匡隆・大石幸二訳『行動変容法入門』二瓶社，2008年。）
文部科学省「養護教諭の職務内容等について」文部科学省ウェブサイト〈http://www.mext.go.jp/b_menu/shingi/chousa/shotou/029/shiryo/05070501/s007.htm〉2009年（2016年3月24日アクセス）
文部科学省「運動部活動の在り方に関する調査研究報告書──一人一人の生徒が輝く運動部活動を目指して」文部科学省ウェブサイト〈http://www.mext.go.jp/a_menu/sports/jyujitsu/1335529.htm〉2013年（2016年3月25日アクセス）
文部科学省「中学校学習指導要領解説　保健体育編」2015年，東山書房。

文部科学省「現行学習指導要領・生きる力　第 1 章　総則」文部科学省ウェブサイト〈http://www.mext.go.jp/a_menu/shotou/new-cs/youryou/chu/sou.htm〉2016 年（2016 年 3 月 25 日アクセス）

Moore, A., Peele, P. J., Simán, F. M. & Earp, J. A. 'Lay health advisors make connections for better health,' *North Carolina Medical Journal*, Vol. 73, No. 5, 2012, pp. 392-393.

森口次郎・松尾福子・江島桐子・井手陽子・奥田友子・櫻木園子・武田和夫・池田正之「特定保健指導プログラムのメタボリックシンドローム予防における効果の検討」『人間ドック』26 巻 1 号，2011 年，75-79 頁。

Morris, D. R., Rooney, M. P., Wray, R. J. & Kreuter, M. W. 'Measuring exposure to health messages in community-based intervention studies : A systematic review of current practice,' *Health Education & Behavior*, Vol. 36, No. 6, 2009, pp. 979-998.

本吉良治「S-O-R」中島義明・安藤清志・子安増生・坂野雄二・繁桝算男・立花政夫・箱田裕司編『心理学辞典』有斐閣，2011 年，66 頁。

村瀬訓生・勝村俊仁・上田千穂子・井上茂・下光輝一「身体活動量の国際標準化——IPAQ 日本語版の信頼性，妥当性の評価」『厚生の指標』49 巻 1 号，2002 年，1-9 頁。

長塚美和・荒井弘和・平井啓「健康診査・検診受診行動に関する行動の変容ステージと意思決定のバランス」『行動医学研究』15 巻 2 号，2010 年，61-68 頁。

内閣府「仕事と生活の調和（ワーク・ライフ・バランス）憲章」内閣府ウェブサイト〈http://wwwa.cao.go.jp/wlb/government/20barrier_html/20html/charter.html〉2015 年 a（2016 年 3 月 23 日アクセス）

内閣府「仕事と生活の調和とは（定義）」内閣府ウェブサイト〈http://wwwa.cao.go.jp/wlb/towa/definition.html〉2015 年 b（2016 年 3 月 23 日アクセス）

Noar, S. M. 'An audience-channel-message-evaluation (ACME) framework for health communication campaigns,' *Health Promotion Practice*, Vol. 13, No. 4, 2012, pp. 481-488.

Noar, S. M., Benac, C. N. & Harris, M. S. 'Does tailoring matter? Meta-analytic review of tailored print health behavior change interventions,' *Psychological Bulletin*, Vol.133, No.4, 2007, pp.673-693.

Norman, G. J., Zabinski, M. F., Adams, M. A., Rosenberg, D.E., Yaroch, A. L. & Atienza, A. A. 'A review of eHealth interventions for physical activity and dietary behavior change,' American Journal of Preventive Medicine, Vol.33, No.4, 2007, pp.336-345.

Northouse, P. G. & Northouse, L. L. *Health Communication : Strategies for Health Professionals*, 3rd ed., Boston : Person Education, Inc., 1998.（萩原明人訳『ヘルス・コミュニケーション——これからの医療者の必須技術』九州大学出版会，2010 年。）

小川春菜「子宮頸がん検診率の向上を目的とした受診勧奨メッセージの開発および評価」『2014 年度早稲田大学人間科学部卒業研究論文』2015 年，未公刊。

小川一美「第 1 章　対人場面のコミュニケーション」相川充・高井次郎編著『展望　現代の社会心理学 2　コミュニケーションと対人関係』誠信書房，2012 年，2-19 頁。

小川哲次・田口則宏・石川裕子「本学歯学部 2 年生への早期ヘルスコミュニケーション教育——模擬患者を用いた問題立脚型講義法について」『日本歯科医学教育学会雑誌』18

巻 2 号, 2003 年, 454-460 頁.

O'Hara, B. J., Bauman, A. E. & Phongsavan, P. 'Using mass-media communications to increase population usage of Australia's get healthy information and Coaching Service,' *BMC Public Health*, Vol. 12, 2012, p. 762.

Oike, H., Oishi, K. & Kobori, M. 'Nutrients, clock genes, and chrononutrition,' *Current Nutrition Reports*, Vol. 3, Issue 3, 2014, pp.204-212.

岡浩一朗「行動変容のトランスセオレティカル・モデルに基づく運動アドヒレンス研究の動向」『体育学研究』45 巻 4 号, 2000 年, 543-561 頁.

岡浩一朗「運動行動の変容段階尺度の信頼性および妥当性──中年者を対象にした検討」『健康支援』5 巻 1 号, 2003 年 a, 15-22 頁.

岡浩一朗「中年者における運動行動の変容段階と運動セルフ・エフィカシーの関係」『日本公衆衛生雑誌』50 巻 3 号, 2003 年 b, 208-215 頁.

岡浩一朗「運動・身体活動と公衆衛生 (8) ヘルスコミュニケーションを活用した身体活動の推進」『日本公衆衛生雑誌』55 巻 10 号, 2008 年, 725-728 頁.

岡浩一郎「身体活動普及における橋渡し研究の必要性」『体育の科学 2014 年』64 巻 12 号, 杏林書院, 2014 年.

岡崎勘造・鈴木久雄・伊藤武彦・高橋香代「大学生の身体活動・運動ステージと歩数との関連」『ウォーキング研究』13 巻, 2009 年, 213-219 頁.

Okubo, H., Sasaki, S., Rafamantanntsoa, H. H., Takata, K. I., Okazaki, H. & Tabata, I. 'Validation of self-reported energy intake by a self-administered diet history questionnaire using the doubly labeled water method in 140 Japanese adults,' *European Journal of Clinical Nutrition*, Vol .62, No. 11, 2008, pp. 1343-1350.

奥村泰之・吉田和樹・清水沙友里「臨床疫学研究における報告の質向上に向けて──研究者の倫理」『精神科』24 巻 5 号, 2014 年, 551-557 頁.

Ong, L. M., de Haes, J. C., Hoos, A. M., Lammes, F. B. 'Doctor-patient communication：a review of the literature,' *Social Science & Medicine*, Vol. 40, No. 7, 1995, pp. 903-918.

O'Sullivan, G. A., Yonkler, J. A., Morgan, W. & Merritt, A. P. A field guide to designing health communication strategy, Johns Hopkins Bloomberg School of Public Health/ Center for Communication Programs 〈 http://www.jhuccp.org/resource_center/ publications/field_guides_tools/field-guide-designing-health-communication-strategy-〉 2003（October, 11, 2012 accessed）

Owen, N., Glanz, K., Sallis, J. F. & Kelder, S. H. 'Evidence-based approaches to dissemination and diffusion of physical activity intervention,' *American Journal of Preventive Medicine*, Vol. 31, Suppl. 4, 2006, 4S.

Paek, H. J., Lee, A. L., Jeong, S. H., Wang, J. & Dutta, M. 'The emerging landscape of health communication in Asia：Theoretical contributions, methodological questions, and applied collaborations,' *Health Communication*, Vol. 25, No. 6-7, 2010, pp.552-559.

ParticipACTION, Participaction：Let's get moving, ParticipACTION website 〈 http:// www.participaction.com/ 〉2013（April 16, 2013 accessed）

Paxman, J. R., Hall, A. C., Harden, C. J., O'Keeffe, J. & Simper, T. N. 'Weight loss is coupled with improvements to affective state in obese participants engaged in behavior change therapy based on incremental, self-selected "Small Changes",' *Nutrition Research*, Vol. 31, No. 5, 2011, pp. 327-337.

Pearson, E. S. 'Goal setting as a health behavior change strategy in overweight and obese adults : A systematic literature review examining intervention components,' *Patient Education and Counseling*, Vol. 87, No. 1, 2012, pp. 32-42.

Pisinger, C., Ladelund, S., Glümer, C., Toft, U. & Jørgensen, T. 'Five years of lifestyle intervention improved self-reported mental and physical health in a general population The Inter99 study,' *Preventive Medicine*, Vol. 49, No. 5, 2009, pp. 424-428.

Prochaska, J. J., Spring, B. and Nigg, C. R. 'Multiple health behavior change research : An introduction and overview,' *Preventive Medicine*, Vol. 46, No. 3, 2008, pp. 181-188.

Prochaska, J. O. & DiClemente, C. C. 'Stage of change in the modification of problem behaviors,' Herson, M., Eisler, R. M., Miller, P. M. eds., *Progress in Behavior Modification*, Vol.28, West Midlands : Sycamore Publishing Company, 1992, pp. 185-216.

Prochaska, J. O., DiClemente, C. C. & Norcross, J. C. 'In search of how people change. Applications to addictive behavior,' *American Psychologist*, Vol. 47, No. 9, 1992, pp. 102-1114.

Quintero Johnson, J. M., Harrison, K. & Quick, B. L. 'Understanding the effectiveness of the entertainment-education strategy : an investigation of how audience involvement, message processing, and message design influence health information recall,' *Journal of Health Communication*, Vol. 18, No. 2, 2013, pp.160-78.

Randolph, K. A., Whitaker, P. & Arellano, A. 'The unique effect of environmental strategies in health promotion campaigns : A review,' *Evaluation and Program Planning*, Vol. 35, No. 3, 2012, pp. 344-353.

RE-AIM website, Research effectiveness adaption implementation maintenance (RE-AIM). Virginia Tech Invent the Future 〈 http://www.re-aim.hnfe.vt.edu/index.html 〉 2013 (September 30, 2013 accessed)

Redmond, N., Baer, H. J., Clark, C. R., Lipsitz, S. & Hicks, L. S., 'Sources of health information related to preventive health behaviors in a National Study,' *American Journal of Preventive Medicine*, Vol. 38, No. 6, 2010, pp. 620-627.

Reger, B., Cooper, L., Butterfield, S. B., Smith, H., Bauman, A., Wootan, M., Middestadt, S., Marcus, B. & Geer, F. 'Wheeling walks : A community campaign using paid media to encourage walking among sedentary older adult,' *Preventive Medicine*, Vol. 35, No. 3, 2002, pp. 285-292.

Rickwood, D. J., Braithwaite, V. A. 'Social-psychological factors affecting help-seeking for emotional problems,' *Social Science & Medicine*, Vol. 39, No. 4, 1994, pp.563-572.

Rodearmel, S. J., Wyatt, H. R., Barry, M. J., Dong, F., Pan, D., Israel, R. G., Cho, S. S.,

McBurney, I. & Hill, J. O., 'A family-based approach to preventing excessive weight gain,' *Obesity*, Vol. 14, No. 8, 2006, pp. 1392-1401.

Rodearmel, S. J., Wyatt, H. R., Stroebele, N., Smith, S. M., Ogden, L. G. & Hill, J. O. 'Small change in dietary sugar and physical activity as an approach to preventing excessive weight gain : The America on Move family study,' *Pediatrics*, Vol. 120, No. 4, 2007, pp. e869-e879.

Rogers, E. M., 'Diffusion of prevention innovations,' *Addictive Behavior*, Vol. 27, No. 6, 2002, pp. 989-993.

Rogers, L. Q., Courneya, K. S., Verhulst, S., Markwell, S., Lanzotti, V. & Shah, P. 'Exercise barrier and task self-efficacy in breast cancer patients during treatment,' *Support Care Cancer*, Vol. 14, No. 1, 2006, pp. 84-90.

Rollnick, S., Heather, S. & Bell, A. 'Negotiating behaviour change in medical settings : The development of brief motivational interviewing,' *Journal of Mental Health*, Vol. 1, No. 1, 1992, pp.25-37.

Rollnick, S. & Miller, W. R. 'What is motivational interviewing?' *Behavioral and Cognitive Psychotherapy*, Vol. 23, No. 4, 1995, pp. 325-334.

Rollnick, S., Miller, W. R. & Butler, C. C. *Motivational Interviewing in Health : Helping Patients Change Behavior*, New York : The Guilford Press, 2008.（後藤恵・荒井まゆみ訳『動機づけ面接法実践入門――あらゆる医療場面で応用するために』星和書店，2010。）

Rosenberg, M. & Ferguson, R. 'Maintaining relevance : an evaluation of health message sponsorship at Australian community sport and arts events,' *BMC Public Health*, No. 14, 2014, p. 1242.

Rosenstock, I. M. 'Historical origins of the health belief model,' *Health Education Monographs*, Vol. 2, No. 4, 1974, pp.328-335.

Ross, C.E., Mirowsky, J. & Goldsteen, K. 'The impact of the family on health : The decade in review,' *Journal of Marriage and Family*, Vol. 52, No. 4, 1990, pp. 1059-1078.

Roter, D., Rosenbaum, J., de Negri, B., Renaud, D., DiPrete-Brown, L. & Hernandez, O. 'The effects of a continuing medical education programme in interpersonal communication skills on doctor practice and patient satisfaction in Trinidad and Tobago,' *Medical Education*, Vol. 32, No. 2, 1998, pp. 181-189.

Rothman, A. J. & Salovey, P. 'Shaping perceptions to motivate healthy behavior : The role of message framing,' *Psychological Bulletin*, Vol. 121, No. 1, 1997, pp. 3-19.

埼玉県ときがわ町『埼玉県ときがわ町ウェブサイト』〈 http://www.town.tokigawa.lg.jp/forms/top/top.aspx 〉2015 年（2016 年 2 月 25 日アクセス）

斉藤功・伊南冨士子・池辺淑子・森脇千夏「健康関連 QOL の向上を目指した健康づくりの展開」『厚生の指標』51 巻 7 号，2004 年，22-27 頁。

斎藤めぐみ・竹中晃二「わが国の成人を対象とした生活活動の実行可能性と個人的変数との関連――質問紙調査による横断研究」『Health and behavior sciences』12 巻 1 号，

2013 年, 1-11 頁。
Sallis, J. F., Owen, N. & Fisher, E. B. 'Chapter 20 Ecological models of health behavior,' Glanz, K., Rimer, B. K. & Viswanath, K. eds., *Health Behavior and Health Education*: *Theory, Research, and Practice*, 4th edition., San Francisco: Jossey-Bass A Wiley Imprint, 2008, pp.465-485.
Sasaki, S., Yanagibori, R. & Amano, K. 'Validity of a self-administered diet history questionnaire for assessment of sodium and potassium: Comparison with single 24-hour urinary excretion,' *Japanese Circulation Journal*, Vol. 62, No. 6, 1998, pp. 431-435.
佐藤元「医療分野における生活の質（QOL）測定——QOL の概念，歴史的背景と現在の課題」『医学のあゆみ』213 巻 2 号，2005 年，113-117 頁。
Schiavo, R. *Health Communication: From Theory to Practice*, San Francisco: Jossey-Bass, 2007.
Schwarzer, R. 'Self-efficacy in the adaption and maintenance of health behaviors: Theoretical approaches and a new model,' R. Schwarzer ed., *Self-efficacy: Thought Control of Action*, Carlsbad: Hemisphere Publishing, 1992, pp. 217-243.
Schwarzer, R. 'Modeling health behavior change: How to predict and modify the adaption and maintenance of health behaviors,' *Applied Psychology*, Vol. 57, No. 1, 2008, pp. 1-29.
Schwarzer, R. The health action process approach (HAPA). Schwarzer, R.'s website ⟨http://userpage.fu-berlin.de/health/hapa.htm⟩ 2014（April 2, 2015 accessed）
Schwarzer, R. & Lippke, S. 'Mechanisms of health behavior change in persons with chronic illness or disability: The health action process approach (HAPA),' *Rehabilitation Psychology*, Vol. 56, No. 3, 2011, pp. 161-170.
el-Setouhy MA & Rio F. 'Stigma reduction and improved knowledge and attitudes towards filariasis using a comic book for children,' *Journal of Egyptian Society of Parasitology*, Vol.33 No.1, 2003, pp.55-65.
Shannon, C. E. & Weaver, W. *The Mathematical Theory of Communication*, Champaign: The University of Illinois Press. 1949.（植松友彦訳『通信の数学的理論』ちくま学芸文庫，2009 年。）
Sheeran, P. 'Intention-behavior relations: A conceptual and empirical review,' *European Review of Social Psychology*, Vol. 12, No. 1, 2002, pp.1-36.
柴田重信・池田祐子「脂質の時間栄養学」『脂質栄養学』24 巻 1 号，2015 年，53-60 頁。
渋倉崇行「高校運動部員の部活動ストレッサーとストレス反応との関連」『新潟工科大学研究紀要』6 巻，2001 年，137-146 頁。
重松良祐・大藏倫博・中垣内真樹「効果検証された運動プログラムを地域に普及させるためのボランティア活動」『健康支援』15 巻，2013 年，13-24 頁。
重松良祐・鎌田真光「実験室と実社会を繋ぐ「橋渡し研究」の方法——RE-AIM モデルを中心として」『体育学研究』58 巻 1 号，2013 年，373-378 頁。
Shilts, M. K., Horowitz, M. & Townsend, M. S. 'Goal setting as a strategy for dietary and

physical activity behavior change : a review of the literature,' *American Journal of Health Promotion*, Vol. 19, No. 2, 2004, pp. 81-93.

島津明人「ワーク・ライフ・バランスとメンタルヘルス——共働き夫婦に焦点を当てて」『日本労働研究雑誌』56巻12号，2014年，75-84頁．

島津明人「Colum 1 ワーク・エンゲイジメント」川上憲人・小林由佳共編『ポジティブメンタルヘルス——いきいき職場づくりへのアプローチ』2015年，培風館，19-21頁．

島崎崇史「健康・スポーツを支援する効果的なコミュニケーション——相手に届くメッセージの伝え方」『人間科学研究』28巻2号，2015年，268-269頁．

島崎崇史「健康心理学を応用した健康づくりメッセージおよび情報媒体のデザイン」『Journal of Health Psychology Research』Special Issue号，印刷中．

Shimazaki, T., Iio, M., Lee, Y. H., Konuma, K. & Takenaka, K. 'Exploring physical activity with a low psychological burden and high feasibility in Japan : A qualitative study,' *Psychology, Health & Medicine*, Vol.21, No.8, 2016a, pp.1006-1015.

Shimazaki, T., Iio, M., Lee, Y. H., Suzuki, A., Konuma, K., Teshima, Y. & Takenaka, K. 'Construction of a short form of the healthy eating behavior inventory for the Japanese population,' *Obesity Research & Clinical Practice*, Vol.10, Suppl.1, 2016b, pp.S96-S102.

島崎崇史・飯尾美沙・斎藤めぐみ・前場康介・竹中晃二「身体活動実施を支援するメッセージングに関する研究——効果的なメッセージングの要因探索」『健康心理学研究』25巻2号，2012年a，38-48頁．

Shimazaki, T. & Kikkawa, M. 'A study of nonverbal communication by coaches : The relationships between communication ability and coaching evaluation,' *International Journal of Sport and Health Sciences*, Vol.13, 2015, pp.43-60.

島崎崇史・吉川政夫「コーチのノンバーバルコミュニケーションに関する研究——コミュニケーション能力，およびコーチング評価との関連性」『体育学研究』52巻2号，2012年，427-447頁．

島崎崇史・李氤華・小沼佳代・飯尾美沙・竹中晃二「一次予防を目的としたメンタルヘルスプロモーション行動に関する研究——行動の抽出および評価尺度の構成」『ストレスマネジメント研究』11巻2号，2015年，27-41頁．

島崎崇史・前場康介・飯尾美沙・竹中晃二・吉川政夫「健康行動変容を目的とした情報媒体の受け入れやすさ・有用性が媒体の閲読行動，健康行動実施に対するセルフエフィカシー，および意図に与える影響」『健康心理学研究』26巻1号，2013年a，7-17頁．

島崎崇史・前場康介・斎藤めぐみ・飯尾美沙・細井俊希・竹中晃二・吉川政夫「フォーマティブリサーチによる介入方略の開発——身体活動実施を支援する介入方略の開発に関する実践研究」『健康心理学研究』25巻2号，2012年b，49-59頁．

島崎崇史・前場康介・竹中晃二「特定健康診査における行動変容を目的としたニューズレター配布の試み」『健康心理学研究』26巻1号，2013年b，48-60頁．

Shimazaki, T., Maeba, K. & Takenaka, K. 'Assesment of citywide health promotion campaign using cross sectional study method : A case report from a Japanese suburb community,' *SAGE Research Methods Cases*, in press.

島崎崇史・竹中晃二「生活習慣と健康関連 QOL との関連性の検討」『ストレスマネジメント研究』9巻2号,2013年a,85-96頁.

島崎崇史・竹中晃二「スモールチェンジ方略による住民に対する健康行動実施の支援——健康診査おけるニューズレター配布の試み」『保健の科学』,55巻6号,2013年b,425-429頁.

島崎崇史・竹中晃二「地域住民を対象としたヘルス・コミュニケーション——身体活動および食習慣の改善を目的としたリーフレット配布の試み」『健康心理学研究』26巻2号,2013年c,119-131頁.

Shimazaki, T. & Takenaka, K. 'Evaluation of intervention reach on a citywide health behavior change campaign : Cross-sectional study results,' *Health Education & Behavior*, Vol.42, No.6, 2015, pp.793-804.

島崎崇史・竹中晃二・加藤光典・吉澤真理子「地域住民の身体活動・運動実施を支援するヘルス・コミュニケーション介入の効果検証——スモールチェンジ方略を用いた検討」『SSFスポーツ政策研究 2013年度笹川スポーツ科学研究助成研究成果報告書』2巻1号,2014年,142-149頁.

Shimazaki, T., Takenaka, K. & Saito, M. 'A study of messaging increase physical activity : Exploring components of persuasive messages,' *Medicine & Science in Sports & Exercise*, Vol. 44, Suppl. 5, 2012, p.S326.

新村出編『広辞苑 第五版』岩波書店,1998年.

四宮謙一・白土修『腰痛ハンドブック No.3 腰痛体操——毎日10分の腰痛体操で腰痛を緩和・予防「歯磨き」と同じように「腰磨き」を』日経メディカル開発,2000年.

Simpson, M., Buckman, R., Stewart, M., Maguire, P., Lipkin, M., Novack, D. & Till, J. 'Doctor-patient communication : the Toronto consensus statement,' *BMJ*, Vol. 303, No. 6814, 1991, pp. 1385-1387.

Singhal, A., Wang, H. & Rogers, E. M. 'The rising tide of entertainment-education in communication Campaigns.' Rice, R. E. & Atkin, C. K. eds., *Public Communication Campaigns*, 4th ed, Los Angeles : SAGE Publication, 2001, pp.321-333.

Soler, R. E., Leeks, K. D., Buchanan, L. R., Brownson, R. C., Heath, G. W. & Hopkins, D. H.; Task Force on Community Preventive Services 'Point-of-decision prompts to increase stair use. A systematic review update,' *American Journal of Preventive Medicine*, Vol. 38, Suppl. 2, 2010, pp.S292-S300.

Sport New Zealand 'Push play,' Sport New Zealand website 〈http://www.sportnz.org.nz/en-nz/communities-and-clubs/Push-Play/〉2013(April 16,2013 accessed)

Stanton, W. R., Janda, M., Baade, P. D. & Anderson, P. 'Primary prevention of skin cancer : a review of sun protection in Australia and internationally,' *Health Promotion International*, Vol. 19, No. 3, 2004, pp. 369-378.

Steeven, J. A., Bassett, D. R., Fitzhugh, E. C., Raynor, H. A. & Thompson, D. L. 'Can sedentary behavior be made more active? : A randomized pilot study of TV commercial stepping versus walking,' *International Journal of Behavioral Nutrition and*

Physical Activity, Vol. 9, 2012, p. 95.

Strecher, V. J., Seijts, G. H., Kok, G. J., Latham, G. P., Glasgow, R., DeVellis, B., Meertens, R.M. & Bulger, D. W. 'Goal setting as a strategy for health behavior change,' *Health Education Quarterly*, Vol. 22, No. 2, 1995, pp. 190-200.

Stroebele, N., de Castro, M., Smith, J., Catenacci, V., Wyatt, H. R. & Hill, J. O. 'A small-changes approach reduces energy intake in free-living humans,' *Journal of the American College of Nutrition*, Vol. 28, No. 1, 2009, pp. 63-68.

須藤英彦・濱崎絹子・安田誠史「勤労者のウォーキング行動の実施状況と推奨活動基準を充たすウォーキング行動と近隣環境との関連」『ウォーキング研究』15巻，2011年，147-153頁。

杉森裕樹「がん検診とヘルスコミュニケーション」『人間ドック』24巻増刊号，2010年，63-71頁。

鈴川由美・豊田秀樹"「心理学研究"における効果量・検定力・必要標本数の展望的事例分析」『心理学研究』83巻1号，2012年，51-63頁。

鈴木佳苗「第3章　マス・メディアのコミュニケーション」相川充・高井次郎編著『展望 現代の社会心理学2　コミュニケーションと対人関係』誠信書房，2012年，37-58頁。

高木亮・田中宏二「教師の職業ストレッサーに関する研究——教師の職業ストレッサーとバーンアウトの関係を中心に」『教育心理学研究』51巻2号，2003年，165-174頁。

髙見和至「運動行動における習慣の概念化と測定——Exercise Habit Strength Scale　日本語版の開発」『体育学研究』59巻2号，2014年，689-704頁。

武田典子・山口幸生・千葉寛子「特定健康診査の受診と受診プロモーションの認知度——フォーマティブリサーチの一部としての商店街聞き取り調査から」『保健師ジャーナル』67巻1号，2011年，54-61頁。

武市英雄「第1章　コミュニケーションの過程」清水英夫・林伸郎・武市英雄・山田健太『新版　マス・コミュニケーション概論』学陽書房，2009年，15-45頁。

竹中晃二「トランスセオレティカルモデル——TTMの概要」『心療内科』8巻，2004年，264-269頁。

竹中晃二編『身体活動の増強および運動継続のための行動変容マニュアル』Book House HD，2005年。

竹中晃二『行動変容——健康行動の開始・継続を促すしかけづくり』財団法人健康・体力づくり事業財団，2008年。

竹中晃二「被災地における健康心理学的支援——子どもを対象としたストレスマネジメント教育および予防行動キャンペーン」『健康心理学研究』24巻2号，2011年，66-70頁。

竹中晃二『運動と健康の心理学』朝倉書店，2012年。

竹中晃二・藤澤雄太・満石寿「一時的運動停止に導かれるハイリスク状況への心理的負担感とその具体的対処方略」『健康心理学研究』23巻1号，2010年a，61-74頁。

竹中晃二・大場ゆかり・満石寿「運動実践者が一時的停止に導かれるハイリスク状況とその対処の評価」『体育学研究』55巻1号，2010年b，157-168頁。

竹中晃二・上地広昭「身体活動・運動関連研究におけるセルフエフィカシー測定尺度」

『体育学研究』47巻3号，2002年，209-229頁。

田代隆良・井上美穂・澤瀬いずみ・中村友紀・西島美紀・馬場綾乃・長岡清子「特定健康診査・特定保健指導の効果に関する検討」『保健学研究』22巻2号，2010年，1-8頁。

玉浦有紀・赤松利恵・武見ゆかり「フォーマティブ・リサーチに基づいた職域における体重管理プログラムに関する事例的研究」『栄養学雑誌』68巻6号，2010年，397-405頁。

田内一民「特定健診・特定保健指導の背景と現状」『臨床病理』57巻9号，2009年，884-886頁。

Taylor & Francis 'health communication,' Taylor & Francis website 〈 http://www.tandfonline.com/loi/hhth20#.VtjY-hiHxdA 〉 2016a（March 4, 2016 accessed）

Taylor & Francis 'Journal of health communication : International perspectives,' Taylor & Francis website 〈http://www.tandfonline.com/loi/uhcm20#.VtjXeRiHxdA〉2016b（March 4, 2016 accessed）

Taylor & Francis 'Journal of communication in healthcare : Strategies, media and engagement in global health,' Taylor & Francis website 〈 http://www.tandfonline.com/loi/ycih20#.VtjeXRiHxdA〉2016c（March 4, 2016 accessed）

Teal, R., Moore, A. A., Long, D. G., Vines, A. I. & Leeman, J. 'A community-academic partnership to plan and implement an evidence-based lay health advisor program for promoting breast cancer screening,' *Journal of Health Care for the Poor and Underserved*, Vol. 23, Suppl. 2, 2012, pp. 109-120.

戸田芳雄他16名『新しい保健体育』東京図書株式会社，2015年。

辻一郎「健康日本21（第二次）に関する健康意識・認知度調査とその推移」『厚生労働科学研究費補助金（循環器疾患・糖尿病等生活習慣病対策総合研究事業）健康日本21（第二次）の推進に関する研究　研究報告書』2014年，11-20頁。

津下一代「特定保健指導における食事療法の考え方」『肥満研究』15巻2号，2009年，119-125頁。

Tversky, A. & Kahneman, D. 'The framing of decisions and the psychology of choice,' *Science*, Vol. 211, No. 4481, 1981, pp. 453-458.

上地広昭・竹中晃二「行動変容のためのソーシャル・マーケティングの活用」『日本健康教育学会誌』20巻1号，2012年，60-70頁。

植田恭史・黒須 崇仁「コーチング研究（8）　動機づけフィードバック」『東海大学紀要体育学部』38巻, 2008年，59-67頁。

運動所要量・運動指針の策定検討会『健康づくりのための運動指針2006――生活習慣病予防のために〈エクササイズガイド2006〉』厚生労働省〈http://www.mhlw.go.jp/bunya/kenkou/undou.html/〉2006年（2012年10月9日アクセス）

United Nations Children's Fund 'Working within the international code of marketing of breast-milk substitutes : A guide for health workers', United Kingdom : United Nations, 2015.

U. S. Department of Health & Human Services 'Framework for program evaluation in public health,' *MMWR Morbidity and Mortality Weekly Report*, Vol.17, 1999, p.11.

U. S. National Cancer Institute 'Making health communication programs work,' *National Cancer Institute*, 2004.（中山健夫監修，高橋吾郎・杉森裕樹・別府文隆監訳『ヘルスコミュニケーション実践ガイド』精文堂印刷株式会社，2008年。）

U. S. National Cancer Institute 'Making health communication programs work,' National Institute of Health website〈http://www.cancer.gov/cancertopics/cancerlibrary/pinkbook/page1〉2008（October 11, 2012 accessed）

Valente, T. W. & Pumpuang, P. 'Identifying opinion leaders to promote behavior change,' *Health Education & Behavior*, Vol. 34, No. 6, 2007, pp. 881-896.

Vandelanotte, C. & Mummery,W. K 'Qualitative and quantitative research into the development and feasibility of a video-tailored physical activity intervention,' *International Journal of Behavioral Nutrition and Physical Activity*, Vol. 8, 2011, p.70.

Vaughn, S., Schumm, J. S. & Sinagub, J. M., *Focus Group Interview in Education and Psychology*, Thousand Oaks：Sage publication, 1996.（井下理・田部井潤・柴原宜幸訳『グループインタビューの技法』慶応義塾大学出版，2009年。）

Varvel, S. J., Cronk, N. J., Harris, K. J. & Scott, A. B. 'Adaptation of a lay health advisor model as a recruitment and retention strategy in a clinical trial of college student smokers,' *Health Promotion Practice*, Vol. 11, No. 5, 2010, pp. 751-759.

Vermeire, E., Hearnshaw, H., Van Royen, P. & Denekens, J. 'Patient adherence to treatment：three decades of research. A comprehensive review,' *Journal of Clinical Pharmacy and Therapeutics*, Vol. 26, No. 5, 2001, pp.331-342.

Verplanken, B. & Orbell, S. 'Reflections on past behavior：A self-report index of habit strength,' *Journal of Applied Social Psychology*, Vol.33, No.6, 2003, pp.1313-1330.

Visram, S., Clarke, C. & White, M. 'Making and maintaining lifestyle changes with the support of a lay health advisor：longitudinal qualitative study of health trainer services in northern England,' *PLOS ONE*, Vol. 9, 2014, pp. e94749.

Viswanathan, M., Kraschnewski, J. L., Nishikawa, B., Morgan, L. C., Honeycutt, A. A., Thieda, P., Lohr, K. N., Jonas, D. E. 'Outcomes and costs of community health worker interventions：a systematic review,' *Medical Care*, Vol. 48, No. 9, 2010, pp. 792-808.

Volk, R. J., jibaja-Weiss, M. L., Hawley, S. T., Kneuper, S., Spann, S. J., Miles, B. J. & Hyman, D. J. 'Entertainment education for prostate cancer screening：A randomized trial among primary care patients with low health literacy,' *Patient Education and Counseling*, Vol. 73, No. 3, 2008, pp.482-489.

Wagner, E. H., Austin, B. T. & Korff, M. V. 'Organizing care for patients with chronic illness,' *The Milbank Quarterly*, Vol. 74, No. 4, 1996, pp. 511-544.

和唐正勝・高橋健夫他31名『現代高等保健体育』大修館書店，2015年。

Werrij, M. Q., Ruiter, R. A. C., van't Riet, J. & de Vries, H. 'Message framing,' Abraham, C. & Kools, M. eds., *Writing Health Communication, an Evidence-based Guide*, Los Angeles：SAGE Publications, 2012, pp.134-143.

Whitehead, A. L., Sully, B. G. & Campbell, M. J. 'Pilot and feasibility studies：Is there a difference from each other and from a randomized controlled trial,' *Contemporary Clinical Trials*, Vol. 38, No. 1, 2014, pp. 130-133.

Withall, J., Jago, R. & Fox, K. R. 'The effect a of community-based social marketing campaign on recruitment and retention of low-income groups into physical activity programs：A controlled before-and-after study,' *BMC Public Health*, Vol. 12, 2012, p.836.

World Health Organization 'Lymphatic filariasis comic book,' World Health Organization website〈 http://www.who.int/lymphatic_filariasis/resources/comics/en/〉2004（March 19, 2016 accessed）

World Health Organization 'Life expectancy data by country,' World Health Organization website〈http://apps.who.int/gho/data/view.main.680?lang=en〉2016（March 31, 2016 accessed）

山田紀代美・鈴木みずえ「地域における高齢の介護者の健康度と生活習慣——非介護者との比較から」『老年看護学』3巻1号，1998年，43-51頁。

財団法人日本学校保健会「新学習指導要領に基づくこれからの中学校保健学習」2009年a，大東印刷工業株式会社。

財団法人日本学校保健会「思考力の育成を重視したこれからの高等学校保健学習」2009年b，大東印刷工業株式会社。

財団法人日本学校保健会「「新学習指導要領」に基づくこれからの小学校保健学習」2010年，勝美印刷株式会社。

索　引

アルファベット

KAP　104
NEAT　74
PDCA サイクル　54
QOL　10
RE-AIM　105, 159
S-O-R（stimulus-organism-response）　14
S-R　15

あ 行

アウトカム評価　103
意思決定バランス理論　64
一次予防　21
意図と行動の不一致（intention-behavior gap）　16, 68
イノベーション普及理論　33
イノベーター（innovator）　59
イフ・ゼンルール（if-then rule）　81
医療情報　35
インフルエンサー（influencer）　59
ウェルビーイング（well-being）　10
受け入れやすさ（acceptability）　89
運動　8
　　──ステージ　124
エンターテイメント教育　99
　　──の実践　101
応用研究　166

か 行

階段利用　41
開発研究　166
回復セルフエフィカシー　69
科学の根拠に基づく実践　108

課題セルフエフィカシー　62
観察学習（モデリング：modeling）　61
感情的コミュニケーション　36
感情的サポート　38
簡素化行動計画（brief action planning）　79
基礎研究　166
議題設定理論　33
キーパーソン（key person）　59
逆戻り　17
　　──防止方略（relapse prevention）　83
キャンペーン型介入　20
教員のバーンアウト　47
口コミ（word of mouth）　34
計画的行動理論（the theory of planned behavior）　65
継続セルフエフィカシー　63
ゲインフレームドメッセージ（gain-framed message）　94
研究　165
　　──の定義　166
研究者の責務　165
健康　169
　　──の定義　2
健康課題　110
健康関連 QOL　11
健康経営　48
健康行動　4
　　──の開始　14
　　──の獲得における課題　13
　　──の継続・習慣化　15
　　──の定義　3
健康施策への要望　142
健康情報の伝達過程　24

健康情報の内容　91
健康診査　122
　──の受診行動　136
　──の受診率　135
健康信念モデル（health belief model）　67
健康づくりイベント　139
健康づくり開発委員会　109
健康づくり施策　9
健康日本21　9
　──（第2次）の認知度　169
言語的コミュニケーション　30
公園の利用　41
肯定的な会話（positive interpersonal discussion）　37
行動計画（action plan）　79
行動変容（behavior change）　13
　──技法　77-78
交絡変数　160
5Aアプローチ　88
コラボヘルス　50

さ　行

三次予防　21
視覚情報　96，100
持続可能性　163
実行可能性（feasibility）　58
指導者の言葉がけ　46
社会生態学的モデル　57-58
社会的認知理論　61
習慣形成（habit fomation）　15
周辺ルート　27
手段的コミュニケーション　36
手段的サポート　38
受動的な介入（passive interventions）　77
将来への健康不安　142
職業ストレッサー　47
食習慣ステージ　124

職場復帰支援　50
人材の確保　168
身体活動　8
　──実施に対する情報提供への要望　142
　──実施を妨げる要因　142
ステークホルダー（stakeholder）　59
ストレスチェック　50
スモールチェンジ活動　132
スモールチェンジ方略　70
　──の適用例　74
スモールチェンジモデル　75
スローガン　118，153
成果公表　168
生活活動　8
　──ステージ　138，161
精緻化見込みモデル　27
セルフエフィカシー　14，62
セルフモニタリング（self monitoring：自己観察）　82
先行刺激（point of decision promt）　97
想起（recall）　28
相互依存モデル　38
ソーシャルサポート　37
ソーシャルマーケティング　69，112

た　行

対人コミュニケーション　30
ターゲット化・セグメント化アプローチ　22
ターゲット行動　113
地域主導　163
地域との連携　118
地域にある健康資源　41
チェンジトーク　86
チャネル（channel）　30
中高年住民　137
中心ルート　27
提供者─受信者のコミュニケーションプロ

セスモデル　24
テイラー化アプローチ　22-23
適材適所性　97
テキストメッセージ　93
伝達方法・経路　29
伝達方法の変遷　20
動機づけ面接法　85
当事者意識（ownership）　164
ときがわ町　108，110
——における介入プログラム　115
特定健康診査　122
特定保健指導　122
トップダウンプロセス　26
トップダウン・ボトムアッププロセス理論　26
トランスセオレティカルモデル　12，63
トランスレーショナルリサーチ（translational research）　108

な　行

ナラティブアプローチ　100
二次予防　21
ニューズレター　123
——の構成　125，131
——の内容　127
認識（recognition）　28
能動的な介入（active interventions）　77

は　行

バイアス（bias：偏り）リスク　158
ハイリスク状況　84
パイロットスタディ　102
パートナーシップの構築　54，118
パラダイムシフト　163
バリアセルフエフィカシー　63
非言語的コミュニケーション　30，47
——の持つ機能　31
非言語的コミュニケーション　30，47

フィージビリティスタディ　102
フォーカスグループインタビュー（focus group interview）　56，112，140
フォーマティブリサーチ（formative research）　56，137
部活動　45
——指導者　46
——ストレス　45
ブランディング　98，117
ブランド　98
フレーミング（framing）　94
プロセス評価　104
プロバイダー教育　52
プロラプス（prolapse）　17
ヘルスアクションプロセスアプローチ　68
ヘルスコミュニケーション　169
——科学梗概（health communication science digest）　21
——の定義　18
——の歴史的変遷　19
——プログラムの実施過程　55
ヘルスリテラシー　99
変容ステージ　124
——理論　64
変容プロセス理論　64
保健学習　43
ボトムアッププロセス　26
ポピュレーションアプローチ　22

ま　行

マスコミュニケーション　32
マスメディアキャンペーン　35
マスメディアによる影響の二段階モデル　33
メッセージング（messaging）　89
メディアエクスポージャー（media exposure）　27
メンタルヘルスプロモーション行動　8

メンタルヘルス問題　50
目標設定（goal setting）　77

や‐わ 行

有用性（usability）　89
養護教諭　42
ラプス（lapses）　17
リ・エイム　105
リーフレット　145
　——に対する評価　149
　——の構成　147
　——の内容　146

両価性　85
リラプス（relapse）　17
理論・モデル　60，117
レイヘルスアドバイザー　39
　——による介入の運営　40
　——の役割　40
レディネス　12
ロゴマーク　118，153
ロスフレームドメッセージ（loss-framed message）　94
ワークエンゲイジメント　49
ワークライフバランス　48

Health Communication :
Support for an Habital Practice in Healthy Behavior

SHIMAZAKI Takashi

Lifestyle disease, and mental health problem according to unhealthy life style and stressful social environment or situation are serious health concern in all over the world. Establishing healthy lifestyle results from engage health behavior (e.g., physical activity, healthy diet, smoking cessation, stress management, and mental health promotion) is one of the possible solutions not only promote physical and mental health, but also enhance Quality of Life. Health behavior change theory and practice is primary interest in health promotion practice and study.

Health communication is growing body of evidence that how health providers conduct effective communication for health behavior change in community, medical, school, worksite, and family and friend setting. Centers for Disease Control and Prevention, and National Cancer Institute defined that health communication as "The study and use of communication strategies to inform and influence individual decisions that enhance health." Health communication would become significant academic field in twenty first century.

The goal of this book was to provide, (1) fundamental knowledge of health communication include definition, history, typical approach in various situation, (2) process of program planning according to PDCA cycle, (3) introduction case example of city-wide health behavior change intervention in Tokigawa, Japan.

Part one : Health promotion and health communication provide definition of health, and health behavior. In addition, the processes of behavior change include adaption of new health behavior, duration and habit formation, and relapse prevention. The concept of health communication about definition, history, approach, and theoretical models were provided. Also, practice in medical setting, family and friend conversation, community, school, and worksite were introduced.

Part two : Development and assessment of health communication program performed requisite of practice. Efficacy of using health behavior change theory, model, and technique, also its characteristics were described. In addition, how to make effective intervention materials were provided.

Part three : Practice of health communication intervention in community setting reported case study of translational research focus on promote physical activity and health eating behavior in community Tokigawa, Japan. This case study include implementation behavior change stage matched newsletter in specific health check up, assessment of impact of small lifestyle change leaflet for middle-elderly population, and evaluation of intervention reach of two year health communication campaign.

This book would contribute to provide further practical knowledge health communication theory and practice.

Key words : health communication, behavior change, health behavior, program planning, community intervention

著者紹介

島崎 崇史（しまざき　たかし）

1986年千葉県出身。東海大学体育学部卒業。東海大学大学院体育学研究科修士課程修了。早稲田大学大学院人間科学研究科（健康・生命医科学研究領域）博士後期課程修了。博士（人間科学）。早稲田大学人間科学学術院（健康福祉科学科，健康・生命系）助手。白鷗大学教育学部非常勤講師。公益社団法人日本心理学会　認定心理士資格認定委員会委員，一般社団法人日本健康心理学会　広報委員会委員。

2011年日本ストレスマネジメント学会　奨励研究優秀賞，2013年一般社団法人日本健康心理学会　本明記念賞受賞。

専門は，健康心理学，スポーツ心理学，ヘルスコミュニケーション。

主な論文：

Shimazaki, T. & Takenaka, K. 'Evaluation of Intervention Reach on a Citywide Health Behavior Change campaign: Cross-sectional Study Results, ' *Health Education & Behavior*, Vol.42, No.6, 2015, pp.793-804.

Shimazaki, T., Iio, M., Lee, Y. H., Suzuki, A., Konuma, K., Teshima, Y. & Takenaka, K. 'Construction of a Short form of the Healthy Eating Behavior Inventory for the Japanese Population,' *Obesity Research & Clinical Practice*, Vol.10, Suppl.1, 2016, pp.S96-S102.

Shimazaki, T., Iio, M., Lee, Y. H., Konuma, K. & Takenaka, K. 'Exploring physical activity with a low psychological burden and high feasibility in Japan: A qualitative study,' *Psychology, Health & Medicine*, Vol.21, No.8, 2016. pp.1006-1015.

早稲田大学エウプラクシス叢書　1

ヘルスコミュニケーション
－健康行動を習慣化させるための支援－

2016年12月10日　初版第1刷発行

著　者……………………島崎　崇史
発行者……………………島田　陽一
発行所……………………株式会社　早稲田大学出版部
　　　　　　　　　　　　169-0051　東京都新宿区西早稲田1-9-12
　　　　　　　　　　　　電話 03-3203-1551　http://www.waseda-up.co.jp/
装　丁……………………笠井　亞子
印刷・製本………………大日本法令印刷　株式会社

ⓒ 2016, Takashi Shimazaki. Printed in Japan　　ISBN978-4-657-16801-6
無断転載を禁じます。落丁・乱丁本はお取替えいたします。

刊行のことば

　1913（大正2）年、早稲田大学創立30周年記念祝典において、大隈重信は早稲田大学教旨を宣言し、そのなかで、「早稲田大学は学問の独立を本旨と為すを以て　之が自由討究を主とし　常に独創の研鑽に力め以て　世界の学問に裨補せん事を期す」と謳っています。

　古代ギリシアにおいて、自然や社会に対する人間の働きかけを「実践（プラクシス）」と称し、抽象的な思弁としての「理論（テオリア）」と対比させていました。本学の気鋭の研究者が創造する新しい研究成果については、「よい実践（エウプラクシス）」につながり、世界の学問に貢献するものであってほしいと願わずにはいられません。

　出版とは、人間の叡智と情操の結実を世界に広め、また後世に残す事業であります。大学は、研究活動とその教授を通して社会に寄与することを使命としてきました。したがって、大学の行う出版事業とは大学の存在意義の表出であるといっても過言ではありません。これまでの「早稲田大学モノグラフ」、「早稲田大学学術叢書」の2種類の学術研究書シリーズを「早稲田大学エウプラクシス叢書」、「早稲田大学学術叢書」の2種類として再編成し、研究の成果を広く世に問うことを期しています。

　このうち、「早稲田大学エウプラクシス叢書」は、本学において博士学位を取得した新進の研究者に広く出版の機会を提供することを目的として刊行するものです。彼らの旺盛な探究心に裏づけられた研究成果を世に問うことが、他の多くの研究者と学問的刺激を与え合い、また広く社会的評価を受けることで、研究者としての覚悟にさらに磨きがかかることでしょう。

　創立150周年に向け、世界的水準の研究・教育環境を整え、独創的研究の創出を推進している本学において、こうした研鑽の結果が学問の発展につながるとすれば、これにすぐる幸いはありません。

2016年11月

早稲田大学